UNFALL UND HIRNGESCHWULST

EIN BEITRAG ZUR ÄTIOLOGIE DER HIRNGESCHWÜLSTE

VON

PROF. Dr. OTTO MARBURG

VORSTAND DES NEUROLOGISCHEN INSTITUTES
DER WIENER UNIVERSITÄT

MIT 12 TEXTABBILDUNGEN

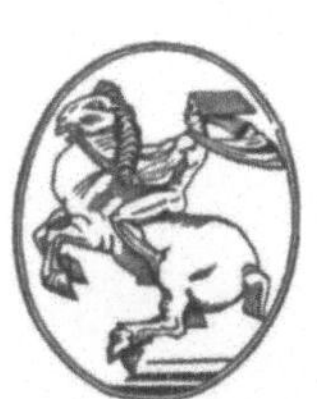

WIEN

VERLAG VON JULIUS SPRINGER

1934

ISBN-13: 978-3-7091-5194-5   e-ISBN-13: 978-3-7091-5342-0
DOI: 10.1007/978-3-7091-5342-0

IN MEMORIAM ELLA SACHS-PLOTZ

In der Blüte ihrer Jahre, kaum daß sie die Zwanzig überschritten, durch ein unerbittliches Geschick dahingerafft, hat Ella Sachs-Plotz die Hälfte ihres Vermögens für eine wissenschaftliche Stiftung bestimmt — Ella Sachs-Plotz Foundation —, deren Erträgnis der Förderung wissenschaftlicher medizinischer Forschungen ohne Unterschied der Nation oder Konfession gewidmet sei. In vorbildlicher Weise haben die verehrenswürdigen Eltern der Stifterin und deren Gatte das Vermächtnis aktiviert und erstere es auch weiterhin unterstützt. Dadurch wurden die medizinischen Forschungen der ganzen Welt, nicht zuletzt die deutschen mächtig gefördert. Es ist nur ein bescheidenes Zeichen des Dankes, wenn ich die vorliegende kleine Schrift den Manen dieser einzigartigen jungen Amerikanerin widme.

Wien, im Sommer 1934 **Otto Marburg.**

Inhaltsverzeichnis.

Einleitung.

Trotz des großen Aufschwunges, den die klinischen Studien über die Hirntumoren besonders durch OPPENHEIM genommen hatten, waren die therapeutischen Erfolge bei diesen auffallend schlechte. Der Grund hierfür lag keineswegs in der noch wenig entwickelten Technik der operativen Eingriffe, zumal auch hier durch VICTOR HORSLEY neue Wege gezeigt worden waren und sich vor allem die deutschen Chirurgen um die Sache bemühten.

Man kann auch nicht sagen, daß die pathologische Erfahrung eine absolut unzulängliche gewesen wäre, denn auch hier hatten sich seit VIRCHOWS grundlegender Darstellung der Geschwulstlehre zahlreiche Forscher mit den entsprechenden Fragen beschäftigt und bis zu einem gewissen Grade Abschließendes erreicht.

Der Grund der Mißerfolge in therapeutischer Hinsicht lag in allererster Linie darin, daß die Diagnosen meist zu spät gestellt werden konnten, daß die Kenntnis der Klinik der Hirntumoren eigentlich nur von sehr wenigen Spezialärzten beherrscht wurde. Dazu kam noch, daß sich scheinbar Anfangserfolge bald ins Gegenteil umwandelten und besonders die Rezidive sich häuften. Der anfängliche Optimismus, den die Größten des Faches zum Ausdruck gebracht haben, wich einem nur zu berechtigten Pessimismus. Hat doch OPPENHEIM selbst die Zahl der Fälle, die eine Chance bei der Operation geboten haben, mit 6% bezeichnet.

Da war es die geniale Intuition von CUSHING, die das Bild mit einem Schlage änderte. Er vereinigte in einer Hand die pathologische Forschung, die klinische und die therapeutische. Auf dem Boden strengster Sachlichkeit stehend, hat er durch Aneinanderreihung von genauest erhobenen Tatsachen nach jeder Richtung hin und Zusammenhalten dieser den Weg gefunden, um erstens möglichst frühe Eingriffe vorzunehmen und zweitens von vorneherein das wesentlichste des Prozesses zu erfassen. Er und seine Schule, vor allem PERCIVAL BAILEY, hatten bald die Genugtuung zu sehen, daß der eingeschlagene Weg der richtige war und daß ihre Resultate die aller anderen Chirurgen hinter sich ließen. Dabei muß man sich vor Augen halten, daß diese Erfolge keineswegs allein auf der minutiösen chirurgischen Technik, auf der Beobachtung aller Zwischenfälle beruhen, sondern daß sie eben Folge des Erfassens der pathologischen Vorgänge und der Beziehung dieser zu den klinischen Erscheinungen sind. Es scheint mir eine Verkennung der Tatsachen, daß man in der Klassifikation der Tumoren, wie sie Bailey und Cushing uns von dem histogenetisch-histologischen, also rein formalen Prinzip aus gegeben haben, das Bedeutendste der Leistung der genannten Autoren erblickt. Viel wesentlicher erscheint mir die Beziehung der pathologischen Vorgänge zum klinischen Ablauf und der klinischen Anschauungsweise. Denn nur so ist es möglich, einen Tumorfall richtig zu charakterisieren und von vorneherein die Chancen festzulegen, die bei einem eventuellen therapeutischen Handeln möglich sind.

Es konnte nicht fehlen, daß diese revolutionären Gedanken eine lebhafte Diskussion hervorgerufen haben, wobei nur leider das Wesentliche der amerikanischen Vorbilder in den Hintergrund gedrängt wurde und das wohl auch Belangreiche — nämlich das rein Formale — in der Pathologie in den Vordergrund geriet. Wer weiß, wie schwer es ist, aus Zustandsbildern, die uns ein histologisches Präparat darstellt, das Wesen oder gar das Werden eines Prozesses zu erschließen, wird es begreiflich finden, daß die Diskussionen über die Histologie und Histogenese vielfach in ein Spiel mit Worten ausarteten. Denn man darf nie vergessen, daß die Tumorzelle nie und nimmer mit einer Zelle des normalen Gewebes zu identifizieren ist und daß eine noch so große Ähnlichkeit mit einer normalen Zelle noch nicht beweist, daß wir eine normale derartige Zelle vor uns haben. Die Mehrzahl der Autoren ist auch gleich mir einer Meinung, daß in den seltensten Fällen der Bau eines Tumors uniform ist und daß selbst dort, wo sich vorwiegend gleiche Zellen finden, an einzelnen Stellen dieser isomorphe Typus — um mich eines Ausdruckes von Del Rio-Hortega zu bedienen — durchbrochen wird. Wesentlich erscheint es auch darauf hinzuweisen, daß wir bei den verschiedenen Färbemethoden, die uns die Tumorzellen zur Anschauung bringen, in der Mehrzahl der Fälle gar nicht das Bild der Zelle selbst zur Ansicht bekommen, sondern irgendein der Färbung äquivalentes Bild. Es bedarf nur eines Hinweises auf die Weigertfärbung der Glia, die eine ganz fehlerhafte Auffassung von dem Bau dieses Gewebes bedingte. Wie einfach hat Cerletti dieses Fehlurteil Weigerts aufgedeckt, indem er zeigen konnte, daß die scheinbar freien Fibrillen nichts als die scharf gefärbten Ränder der Zellfortsätze waren. Ich habe dieses Beispiel hier mit Absicht angeführt, um zu zeigen, daß keine Methode unfehlbar ist und daß besonders die Silbermethoden mit ihrer Launenhaftigkeit in der Färbung uns nur zu oft Bilder vermitteln, die zu Fehlurteilen Veranlassung geben können. Außerdem dürfen wir nicht vergessen, daß wir ja nicht mit festen Begriffen arbeiten, sondern daß die Mehrzahl dessen, was wir begrifflich zu erfassen glauben, nichts ist als ein konventionelles Übereinkommen.

Wie man aus diesen wenigen Bemerkungen ersieht, ist gerade bei den Forschungen über die Histologie und Histogenese der Tumoren noch alles im Fluß. Doch danken wir besonders CUSHING und BAILEY, dann aber vor allem den französischen Autoren ROUSSY, CORNIL et LHERMITTE, ferner ROUSSY, LHERMITTE et OBERLING, schließlich ROUSSY et OBERLING allein sehr wesentliche Aufschlüsse, ebenso WILDER PENFIELD, SCHAFFER, besonders aber DEL RIO-HORTEGA, um nur jene zu nennen, die einen mehr prinzipiellen Standpunkt eingenommen haben und deren Arbeiten sich besonders auf die Pathologie beziehen. Es ist selbstverständlich, daß CUSHING und BAILEY auch in diese Auseinandersetzungen eingegriffen haben, ihre Anschauungen modifizierten bzw. erweiterten.

Aber ich glaube, daß die Untersuchungen bezüglich der formalen Genese der Tumoren bereits den Höhepunkt überschritten haben und daß es nun gilt, neue Wege zu gehen, Wege, die uns die allgemeine Pathologie vorgezeichnet hat in ihren Forschungen über das eigentliche Wesen und die Ursache der Tumoren.

Wenn man das fundamentale Werk von B. FISCHER-WASELS zum Ausgangspunkt dieser Forschungen nimmt, da es aus einem tiefen Verständnis heraus uns die verschiedensten Auffassungen vermittelt, so kommt man dahin, daß eigentlich das formale Moment in der Tumorgenese nur eine sekundäre Rolle spielt und das Wesentliche dabei eigentlich besondere Eigenschaften der Zelle sind, die ihr schrankenloses Wachstum bedingen oder ermöglichen. Und als zweiter wichtiger Faktor kommt in Frage, was die Auslösung des schrankenlosen Wachstums veranlaßt.

Damit kommen wir aber zur Frage der Ursachen der Tumoren und es gilt einen Weg zu finden, diesen Dingen beizukommen.

Es ist nun immerhin auffällig, daß sich die Berichte mehren, wo nach Unfällen Geschwülste des Gehirns aufgetreten sind. Da nun diese Ursache leicht faßlich ist, da wir wissen, welche Veränderungen das Trauma im Gehirn setzt, so habe ich dieses zum Ausgangspunkt meiner Untersuchungen über die Genese der Tumoren angenommen und will nun im folgenden über die Resultate meiner Untersuchungen berichten.

Das Problem.

Es ist Dank der Studien der pathologischen Anatomen absolut sicher, daß Tumoren durch ein Trauma entstehen können, was aus den eben erwähnten, ebenso aufschlußreichen als grundlegenden Forschungen B. FISCHER-WASELS (Metaplasie und Gewebsmißbildung) hervorgeht. Hat doch schon VIRCHOW das Gliom in ätiologische Beziehung zum Trauma gestellt. Es erschien darum sehr merkwürdig, daß sich die Anschauungen der Neurologen in jüngster Zeit sehr wesentlich gegen die Rolle des Traumas als ätiologischen Faktor der Hirntumoren ausgesprochen haben. Denn wenn man die älteren Autoren (ich nenne nur Byron Bramwell, Allen Starr) heranzieht, so wird dem Trauma eine überragende Rolle in der Ätiologie der Hirntumoren beigemessen. In einer kürzlich erschienenen Arbeit von Beckmann finden sich verschiedene Statistiken dieser Art zusammengestellt. So hat Gerhard in 60 Fällen von Gliomen 17% traumatisch entstandene, in den selbst beobachteten Fällen 36% gefunden. Adler, der 1086 Fälle zusammenstellte, fand 91mal das Trauma, das sind 8,8%. Müller gibt sogar für seine Stirnhirntumoren 18,75% an, Hübschmann in 107 Fällen 7,5%. Ich will nicht alle Zahlen anführen, aber nur aus neuerer Zeit noch v. Monakow erwähnen, der unter 100 Hirntumorfällen 30mal das Kopftrauma angegeben findet. Was aber bedeutungsvoller ist, er hat in 41 durch die Sektion erhärteten eigenen Fällen 10mal ein schweres Kopftrauma mit größter Wahrscheinlichkeit als Anstoß für die Tumorbildung gefunden. Das wären immerhin 24%. Nimmt man dagegen die Statistik von Parker und Kernohan, die 431 Fälle überblicken, so hatten sie in 58 Fällen Traumen in der Vorgeschichte, mußten aber 37 Fälle ausschalten, so daß nur 21, das sind 4,8% verblieben, die eine kausale Beziehung zwischen Trauma und Tumor wahrscheinlich erscheinen lassen. Frazier bemerkt in einer Diskussion zu Parker und Kernohan, daß 15% der Stirnhirntumoren traumatisch bedingt sind. Ich selbst überblicke etwa 800 Fälle von bioptisch oder autoptisch sichergestellten Hirntumoren. Hier fanden sich in zirka 80 Fällen Traumen in der Anamnese, das entspräche etwa 10%. Bei genauerer Durchsicht aber muß man hier mindestens die Hälfte ausschalten, so daß eine ähnliche Zahl resultiert wie bei Parker und Kernohan. Ich muß gestehen, daß die nachträgliche Feststellung aus Krankengeschichten sehr viel Ungenauigkeit aufweist und man oft nicht in der Lage ist, Tatsächliches von nur vagen Angaben zu unterscheiden. Ich möchte deshalb den statistischen Angaben gar keine oder nur ganz nebensächliche Bedeutung beimessen, da sie nicht imstande sind, die Frage des Zusammenhanges von Trauma und Tumor zu lösen.

Wesentlicher erscheinen schon die Angaben der Autoren, die zum Teil über eigenes Material verfügen, zum Teil die Einzelfälle genauer erfaßt haben. Am ausführlichsten hat sich Oppenheim über die Rolle des Traumas in der Ätiologie der Hirntumoren geäußert. Nachdem er alle zweifelhaften Fälle ausschließt, schreibt er, daß noch genug übrigbleiben, „die keine andere Deutung zulassen, als daß die Kopfverletzung den Anstoß zur Entwicklung der Geschwulst gegeben hat". Auch er betont, daß es vorwiegend das Gliom sei, das sich im Anschluß an Traumen entwickle, wobei er allerdings hervorhebt, daß die letzteren oft nur agent provocateur seien. Er geht auf Virchow zurück, der die Vermutung aussprach, daß das Trauma zunächst eine leichte Hirnquetschung hervorbringe, die den Ausgangspunkt der Geschwulst bedinge und daß das Gliom „seinen Sitz an den den Verletzungen am meisten exponierten Stellen habe". Auch die Annahme von ALLEN STARR, daß sich aus hämorrhagischen Kontusionsherden Neubildungen entwickeln könnten, erörtert er, meint aber, daß es vorwiegend Osteome und Fibrome seien, die sich auf der Basis eines enzephalitischen Herdes bilden könnten. In der Annahme, „daß das Gliom einen kongenitalen Ursprung habe, kann man seine Beziehung zum Trauma so deuten, daß das abgeschnürte Keimgewebe erst durch die Kopfverletzung den Anstoß zur Wucherung, zur Geschwulstbildung erhält". BRUNS verweist vor allem darauf, daß in vielen Fällen das Trauma den Tumor nicht hervorrufe, sondern nur manifest gemacht habe, und daß besonders bei den Granulationsgeschwülsten die Lokalisation des krankhaften Prozesses durch das Trauma bedingt werden kann. Immerhin steht er der Anschauung, daß ein Trauma Anlaß zur Tumorbildung geben könnte, nicht absolut ablehnend gegenüber. MENDEL hat in seiner zusammenfassenden Arbeit über den Unfall in der Ätiologie der Nervenkrankheiten sich auf die Seite jener gestellt, die das Trauma in der Ätiologie der Geschwülste gelten lassen. Nur das Wie, d. h. in welcher Weise das Trauma den Tumor hervorruft, erscheint ihm strittig. Ähnlich darf man wohl auch die Ausführungen von SCHUSTER auffassen. Und, wie schon erwähnt, hat von den neueren Autoren v. MONAKOW sich dahin ausgesprochen, daß er besonders für das Gliom eine traumatische Entstehung für möglich hält.

Ich will erst im speziellen auf jene Autoren zu sprechen kommen, die tatsächliches Material für die Entscheidung dieser Frage erbringen und hier nur noch kurz den ablehnenden Standpunkt von WILSON erwähnen, der hauptsächlich mit Rücksicht auf die Kriegserfahrungen einen Zusammenhang von Trauma und Hirntumor ablehnt, wobei er allerdings ein nicht uninteressantes Beispiel erbringt. Er begegnet sich dabei mit KARPLUS, der in den vier Kriegsjahren in dem großen neurologischen Material der REDLICHschen Nervenheilanstalt nur 9 Fälle von Hirntumoren gefunden hat, von denen einige Frontdienst geleistet hätten, aber eine Beziehung zur Erkrankung nicht feststellbar war. In meinem Material waren immerhin 8 Fälle, die Verletzungen im Kriege erlitten hatten und von denen bei einzelnen das Kriegstrauma, wenn überhaupt, Anlaß der Tumorbildung oder Lokalisation desselben war.

Die große Aussprache auf dem Internationalen Neurologen-Kongreß in Bern über die Rolle des Traumas in der Ätiologie der Nervenkrankheiten hat besonders in VERAGUT einen Vertreter gefunden, der zur Frage Trauma und Hirntumor Stellung nahm. Er anerkennt nur sehr wenige Fälle, die ernstlich in Betracht kommen und weist, ebenso wie WILSON, darauf hin, daß durch den Krieg keine Vermehrung der Hirntumoren entstanden sei. CROUZON meint auch, daß die in Frage kommenden

Zahlen verhältnismäßig gering seien, daß aber eine traumatische Entstehung von Tumoren im Bereiche der Möglichkeit liege, besonders für
gewisse Gliome und bestimmte Tumoren der Meningen.

*Wenn wir aus diesen zahlenmäßigen und den mehr allgemeinen
Angaben der Autoren kurz resümieren wollen, so ergibt sich die Tatsache,
daß immerhin die Möglichkeit des Zustandekommens eines Hirntumors
durch das Trauma zugegeben wird, daß aber die Zahl solcher einwandfreier
Fälle eine überaus geringe sei.*

In bezug auf die Bedeutung des Zustandekommens oder besser
der Forderungen, die aufgestellt werden, um einen Tumor als traumatisch
bedingt anzuerkennen, sind die Autoren ziemlich einer Meinung. Es ist
vielleicht am besten, diese Forderungen nach den Ausführungen v. MONA-
KOWS darzustellen, die darin gipfeln, daß erstens der Kranke vor dem
Unfall absolut gesund gewesen sein muß. Darauf erwidert VERAGUT,
daß sich die Nichtexistenz eines Tumors vor dem Trauma klinisch kaum
erweisen lasse. Der zweite Punkt v. MONAKOWS, daß das Kopftrauma
ein schweres gewesen sein muß, ohne daß jedoch dabei organische Läsionen
zu fordern seien, etwa im Sinne VIRCHOWS oder ALLEN STARRS, läßt sich
tatsächlich, worin ich mit VERAGUT übereinstimme, nicht mit Sicherheit erfassen, da es ganz individuell ist, ob jemand durch ein schweres
Trauma nicht bewußtlos wird oder, wie v. MONAKOW sich ausdrückt,
benommen wird, kommotionelle Erscheinungen bietet, während andere
durch ein ähnliches Trauma schwerste Allgemeinerscheinungen zeigen
können.

Ganz abzulehnen ist die bisherige These, daß zwischen dem Trauma
und den durch dasselbe erzeugten Symptomen ein freies Intervall von
bestimmter Zeit liegen muß. Auch darin hat VERAGUT recht, wenn
er schreibt, daß für jede Tumorart andere Verhältnisse bestehen. Ich
möchte hinzufügen, daß die blastomatösen Tumoren selbstverständlich
eine wesentlich kürzere Latenzzeit aufweisen werden als die reifen Geschwülste und daß diese Latenzzeit bei den blastomatösen Tumoren
auch different sein wird, je nach der Malignität, vor allem aber auch je
nach dem Sitz. Auch ich möchte der Forderung, daß der Sitz des Tumors
mit dem Sitz des Traumas übereinstimmen oder zumindest in der Stoßrichtung des Traumas liegen soll, widersprechen, schon aus dem Grunde,
weil, wenn man sich auf den Standpunkt der COHNHEIM-RIBBERTschen
Theorie stellt, eine Keimausschaltung und Wachstumsreiz auch an Stellen
möglich ist, die nicht gerade unter der Verletzung bzw. in deren Stoßrichtung gelegen sind.

Was nun die Brückensymptome anlangt, so weiß jeder erfahrene
Neurologe, wie leicht sich derartige Dinge im nachhinein konstruieren
lassen und wie besonders bei neuropathischen Personen die nervösen
Allgemeinerscheinungen posttraumatisch eine Steigerung erfahren.

Dagegen ist der fünfte Punkt v. Monakows, das anatomische Argument,
— und das gibt ja auch Veragut zu — von ausschlaggebender Bedeutung,
wobei man sich dem Standpunkt v. Monakows anschließen kann, daß,
je näher das bei der Sektion gefundene Gliom der primären Läsionsstelle
(Narbe) der Schädeloberfläche anliegt, bzw. je genauer es in das Gebiet
des Stoßkanals („Kanal von der Einschlagstelle durch die Hirnsubstanz
bis zur gegenüberliegenden Schädelstelle [contre coup]") angepaßt ist,
um so größer die Wahrscheinlichkeit des Zusammenhanges zwischen
Trauma und Gliom sei.

Ich habe diese Dinge etwas genauer angeführt, weil sie in der Beurteilung der Zusammenhänge zwischen Trauma und Tumorentstehung
bis heute eine große Rolle spielen und besonders in der Unfalls-
medizin von allen Autoren mehr oder minder als unerläßlich ge-
fordert werden.

Es liegt aber das Problem des Zusammenhanges von Trauma und
Tumor nicht in den bisher angeführten Umständen, sondern es scheint
sehr wichtig, zunächst die Bedingungen festzustellen, die notwendig sind,
um einen Tumor hervorrufen zu können. Schon Oppenheim hat darauf
Rücksicht genommen, später Mendel, indem sie die Cohnheim-Ribbertsche Theorie herangezogen haben, Mendel auch noch die Anschauung
Billroths der spezifischen Disposition des Individuums zur Geschwulstbildung. Die pathologische Isolierung einzelner embryonaler Zellgruppen,
die nach Cohnheim die Grundlage der Geschwulstbildung sein sollen,
die mechanische Versprengung derselben hat Ribbert auch auf post-
embryonale Verlagerung von Gewebskomplexen ausgedehnt, die zur
Geschwulstbildung führen können. Diese Cohnheim-Ribbertsche Theorie hat Bernhard Fischer-Wasels dahin modifiziert, daß er nicht
die mechanische Verlagerung eines Gewebskeimes als maßgebend betrachtet, sondern die Ausschaltung eines Gewebskomplexes aus den physio-
logischen Beziehungen zum Gesamtkörper. In dem Verlust der Korre-
lationen des geschwulstbildenden Keimes zu den anderen Teilen des
Körpers liegt das Wesentliche. Es erfolgt also eine Ausschaltung eines
Gewebskomplexes, wobei ich betonen möchte, daß der Begriff Verlagerung irreführend ist, denn es kann auch ein Gewebskeim an der Stelle
seiner Entwicklung erhalten bleiben und hier durch einen bestimmten
Anlaß zum Ausgangspunkt einer Neubildung werden. Ist also für einen
Teil der Geschwülste die Cohnheim-Ribbert-Fischersche Theorie
ätiologisch maßgebend, so wissen wir heute, daß mechanische Einwirkun-
gen gleichfalls zum Ausgangspunkt von Geschwulstbildungen werden
können. Es scheint allerdings, daß hier bei den Narbenkrebsen z. B.
nicht ein einmaliger Reiz ausschlaggebend sei, sondern daß die wiederholten mechanischen Irritationen solche Reizgeschwülste zu erzeugen
imstande sind. Das Problem liegt also jetzt etwa so: Wir müssen fest-

stellen, ob bei einer Geschwulst eine Keimausschaltung stattgefunden hat oder ein Geschwulstkeim vorhanden war, der durch das Trauma mobilisiert und wachstumsfähig gestaltet wurde. Und wir müssen zweitens nachweisen, ob durch das Trauma ein derartiger Reiz gesetzt wurde, daß wir aus ihm die Berechtigung ableiten können, er sei intensiv genug, um aus verändertem Hirngewebe eine Geschwulst entstehen zu lassen.

Diese beiden Forderungen lassen sich aber nur an Hand genauester pathologisch-anatomischer Untersuchungen sicherstellen, wobei allerdings gleichzeitig festzustellen ist, in welcher Weise das Trauma in die Bedingungen der Geschwulstentstehung einzugreifen imstande ist.

Bei dem Umstand, daß die Hauptmasse der traumatisch bedingten Tumoren gliöser Natur sind, möchte ich zunächst mich zur Gliafrage äußern und meinen diesbezüglichen Standpunkt präzisieren.

Zur Histologie und Histogenese der Neuroglia.

Es scheint, daß für jedes Organ zunächst die Bedingungen zu erschließen sind, unter welchen die Zellen ihre Proliferationsfähigkeit wieder erhalten oder überhaupt behalten. Für das Zentralnervensystem gelten offenbar ganz andere Grundsätze als für andere Apparate und es erscheint nicht nur nötig, bei einem Tumor Rücksicht zu nehmen auf die eventuell auslösende Ursache, sondern es ist absolut erforderlich, sich genau auseinanderzusetzen nicht nur mit dem Bau der Zelle, sondern mit dem, was man deren Potenzen nennt, d. h. deren Fähigkeit, sich nicht nur zu vermehren, sondern auch, ganz im Sinne der Embryogenese, differente Formen zu bilden. Dies der eine Punkt.

Der zweite Punkt besteht darin, daß gerade bei der Gliazelle Form und Funktion vielfach voneinander abhängen, daß letztere die erstere bestimmt. Um das nun zu erweisen und für die Tumorforschung — soweit es die vorliegende Aufgabe betrifft — nutzbar zu machen, muß ich kurz die bisherigen Anschauungen und Tatsachen nach dieser Richtung hin sichten und aufzeigen, wodurch die Kontroversen und Mißverständnisse entstanden sind.

So wird bis heute der Begriff *Neuroepithel* ganz verschieden verwendet. Während SCHAPER darunter nur jene Zellen versteht, die das Neuralrohr noch vor dessen Schluß auskleiden, spricht DE CASTRO auch beim neugeborenen Hund noch von einer Phase der genuinen oder primordialen Epithelzelle. Es ist natürlich HIS beizustimmen, wenn er behauptet, daß der Begriff Epithel schwer zu fassen sei, und man z. B. die Zellen dann als epitheliale bezeichnen könnte, wenn sie sowohl die Membrana limitans interna als externa berühren. Dem widersprechen aber die Befunde von DE CASTRO, der ausdrücklich in seiner Phase des primordialen Epithels betont, daß die Fortsätze der Zellen die äußere Oberfläche nicht erreichen müssen.

Es unterliegt nun gar keinem Zweifel, daß bezüglich der Valenz auch bei geschlossenem Neuralrohr noch Zellen existieren, die vollständig den Charakter des Neuroepithels besitzen. Andererseits aber finden sich hier bereits Zellen, die diesen Charakter nicht mehr haben, obwohl, wenn man die Kerne dieser beiden Zellarten untersucht, sie sich in nichts voneinander unterscheiden. Da man nun aber einer solchen Zelle ihre Potenzen nicht ansehen kann, so ist es tatsächlich schwierig, sich über den Begriff des Neuroepithels zu einigen. Jedenfalls glaube ich nicht, daß man so weit gehen darf, wie DE CASTRO und auch bei Zellen, die dem neugeborenen Tier angehören, noch von genuinem Epithel zu sprechen, denn es ist kaum anzunehmen, daß diese Zellen noch in der Lage sind, bipotentiell sich auszuwirken und Glia- und Ganglienzellen zu bilden. Man sieht demnach schon hier, daß die Begriffsbildung oder besser gesagt die Namensgebung eine rein konventionelle ist und wir von wahrem oder echtem Neuroepithel tatsächlich nur so lange sprechen sollten, als das Neuralrohr nicht geschlossen ist. Andererseits aber ist es schwer möglich, sich die Auffassung von HIS zu eigen zu machen und dort wo die Keimschicht bereits mehrere Zellagen bietet und die radiäre Streifung erkennen läßt, von primärem Spongioblastenlager zu sprechen, Zellen also, die nur Gliamutterzellen darstellen. Denn es ist sicher, daß hier noch Zellen sind, die durch mitotische Teilung Keimzellen hervorbringen, von SCHAPER als indifferente Zellen bezeichnet, die sowohl Glia- als Ganglienzellen entwickeln können.

Es ist nicht ohne Interesse zu sehen, daß diese Lager der Keimzellen eigentlich nur knapp unter dem Lumen des Neuralrohrs zu finden sind, angeblich weil dort die Trophik die beste sei. Wir werden also in der Wand des Neuralrohrs neben Neuroepithel und Keimzellen auch noch Zellen finden müssen, die lediglich zur Bildung der Glia bzw. des Ependyms herangezogen werden.

Während also das reine Neuroepithel ein pluripotentes Gewebe darstellt, haben wir in dem Zellager, das sich nach Schluß des Neuralrohrs zeigt, pluripotente und unipotente Zellen nebeneinander, ohne daß wir in der Lage wären, sie histologisch zu differenzieren. Wir können nur soviel sagen, daß die pluripotenten Zellen offenbar nur in der innersten Lage der wuchernden Zellen zu finden sind.

Infolge des besonderen Entgegenkommens des Vorstandes des embryologischen Institutes, Professor FISCHELS und seines Assistenten Dr. POLLITZERS, hatte ich Gelegenheit, sehr frühe, ausgezeichnet konservierte Embryonen von 7, bzw. 18 und mehr Urwirbeln zu untersuchen. Man kann in diesen frühesten Stadien nur zwei verschiedene Elemente wahrnehmen. Das sind die Keimzellen und eine mehrschichtige Lage von Zellen mit Kernen, die einander vollständig gleich sind, Zellen, die man je nach der Einstellung als neuroepitheliale Zellen oder als primäre Spongioblasten bezeichnen könnte. In meinen Studien über die Entwicklung des Zentralkanals mit KOLMER hatte ich gleichfalls Gelegenheit, sehr frühe Embryonen zu untersuchen. So zeigt sich in der Abb. 2 der genannten Arbeit der Rückenmarksquerschnitt eines Embryos von 2,8 mm N. St. L. (24 Ursegmentpaare), der besonders gut gefärbt ist, deutlich, wie die Keimzellen im Innern liegen und wie die schon mehr radiär gestellten Epithelzellen in mehreren Lagen histologisch vollständig gleich erscheinen.

Die klassischen Arbeiten von HIS, RAMON Y CAJAL, von LÉNHOSSEK, SCHAPER, STUDNITZKA, HELD, um nur die bekanntesten zu nennen, sprechen gleichfalls in diesem Sinne. Es erscheint mir darum angezeigt, von dem Neuroepithel nur zu sprechen, solange das Neuralrohr nicht geschlossen ist, also ganz im Sinne von SCHAPER, während nachher eventuell das ganze Gewebe als primordiales Ependym oder ependymäres Epithel nach DE CASTRO bezeichnet werden könnte. Nur muß man wissen, daß dieses letztere sich aus Zellen zusammensetzt, die offenbar amitotisch Glioblasten entwickeln und Zellen, die mitotisch Keimzellen bzw. indifferente Zellen hervorbringen, die ihrerseits Ganglien und Gliazellen erzeugen können.

Es erhebt sich nun die Frage, wie lange dieses ependymäre Epithel in der Lage ist, Keimzellen zu bilden. Denn, daß dieses Ependymgerüst auch nach der Geburt noch in Tätigkeit ist, geht aus den Darstellungen von RAMON Y CAJAL und besonders auch DE CASTROS hervor. Dabei ist aber zu bemerken, daß hier noch ein Moment in Frage kommt, nämlich, daß das ependymäre Epithel seine ursprüngliche epitheliale Form verändert und den Charakter des echten Ependyms gewinnt und auch als solches noch imstande ist, zumindest Glioblasten hervorzubringen. STORCH spricht dem Ependym nicht nur eine gewisse Produktivität zu, auch noch beim Erwachsenen, sondern er schreibt, „daß auch beim Erwachsenen die Ependymzellen sich noch in Gliazellen umwandeln". Wir hätten demzufolge sowohl im Neuroepithel als in dem ependymären Epithel als in den Ependymzellen mehrfache Potenzen enthalten, ohne daß man mit Sicherheit angeben könnte, wielange oder bis zu welchem Entwicklungsgrad der einzelnen Zellformen diese Potenzen erhalten bleiben. So scheint aus den Ausführungen DE CASTROS hervorzugehen, daß auch in einer Zeit, wo sicherlich bereits das Ependym vorhanden ist, also bei der Geburt, aus Zellen, die neben den Ependymzellen liegen, Glioblasten hervorgehen, und zwar meist amitotisch. Es scheint also, daß diese Zellen bis nach der Geburt die Potenz besitzen, Glia- und Ependymzellen in gleicher Weise zu produzieren. Daß sie das in höheren Altern noch vermögen, beweisen die Ausführungen von STORCH. Die

überzeugenden Abbildungen De Castros haben wohl bewirkt, daß viele
der neueren Autoren, besonders Del Rio-Hortega, den indifferenten
Zellen für die Entstehung· der Glia kaum eine Bedeutung beimessen.
Sie verfallen in den gleichen Fehler, den umgekehrt Schaper begangen
hat, der wiederum die Entwicklung sowohl der Ganglien- als der Gliazellen vorwiegend aus seinen indifferenten Elementen annimmt. Das
kommt zum Teil daher, weil die beiden genannten Autoren von ganz
verschiedenen Regionen und — was noch mehr bedeutet — von ganz
verschiedenen Entwicklungsstadien ausgegangen sind, was natürlich
nicht ohne Einfluß auf die Auffassung sein kann. Es scheint nämlich,
wie ich schon erwähnt habe, nicht nur eine Differenz in der Entwicklung,
wenn auch vielleicht nur quantitativ, nach den verschiedenen Regionen
des Gehirns, stattzufinden, sondern es scheint eine solche Differenz auch
in der gleichen Gegend zu bestehen, wenn es sich um Rindenentwicklung
oder Stammentwicklung handelt. Man darf nämlich nicht vergessen,
daß für die Rindenentwicklung nicht nur die ventrikuläre Keimschicht
maßgebend ist, sondern auch eine der Oberfläche angehörige Keimschicht.
Geht man vom Kleinhirn aus, so wissen wir, daß — ich erwähne nur
Vogt und Astwatazurow — im dritten Monat der Entwicklung sich
an der Oberfläche eine Keimschicht bildet, die man als äußere Körnerschicht bezeichnet hat, die aber Ziehen jetzt als Obersteinersche
Schicht bezeichnet, einen Namen, den ich im folgenden beibehalten will.

Diese indifferenten Zellen gehen aus Ependymzellen hervor, die,
wie Schaper ausführt, längs der Medianfurche im Sulcus lateralis und
der Übergangszone des hinteren Randes der Kleinhirnlamelle in das
Velum medullare liegen, d. h. also Stellen, an welchen die Ependymzellen
bis in die späten Entwicklungsperioden mit der Oberfläche im Zusammenhang bleiben. Das sind, wie auch Ramon y Cajal annimmt, indifferente
Zellen, aus denen sich die Körnerzellen mit Sicherheit entwickeln, die
aber auch, worüber gar kein Zweifel herrscht, Gliazellen bilden.

Es ist nun nicht ohne Interesse zu sehen, daß diese Obersteinersche
Schicht vom dritten Fötalmonat an bis etwa zum siebenten an Umfang
zunimmt — ich will hier die entsprechende Literatur nicht anführen,
da diese Tatsachen zu allgemein bekannt sind — und daß dann die oft
zwölffache Reihe von Zellen allmählich sich verschmälert, aber auch nach
der Geburt noch einige Monate vorhanden sein kann. Wenn man diese
Zellen in einem frühen Stadium (87 mm Gesamtlänge) untersucht, so
zeigt sich, daß sie absolut keine wie immer gearteten Differenzen erkennen lassen. Man kann nur sagen, daß einzelne dunkler und kleiner
sind, andere heller und lichter und daß in diesen manchmal ein größeres
Chromatinkörnchen hervortritt. Ich habe seinerzeit die Meinung geäußert,
daß diese Differenz der dunklen und hellen Körner eventuell schon in
sehr frühen Stadien gestattet, die Neuroblasten von den Glioblasten

der indifferenten Zellen zu unterscheiden ganz im Sinne von His, der gleichfalls eine Differenzierung der sogenannten indifferenten Zellen für möglich hält. Dem ist aber nicht so, weil man deutlich sehen kann, daß anfänglich nur dunkle Zellen, die ganz homogen sind, vorliegen und daß sich diese allmählich zu lichteren Zellen mit einem mehr netzigen Chromatin umgestalten. Wenn man will, kann man das bereits als Differenzierung bezeichnen. Da man aber nicht mit Sicherheit angeben kann, welche Zellen aus diesen eben geschilderten Elementen hervorgehen, so ist es wohl besser, nur von indifferenten Zellen zu sprechen.

Es ist nun nicht ohne Interesse zu sehen, daß auch diese indifferenten Zellen sich vermehren, und zwar ganz analog sich vermehren, wie wir das von dem primären Ependym oder ependymären Epithel gesehen haben. Man sieht Mitosen hauptsächlich in den äußeren Schichten, also in jenen, die der Oberfläche am nächsten gelegen sind. Und es erhebt sich nun die Frage, bis zu welchem Zeitpunkt sich aus diesen indifferenten Zellen noch Ganglienzellen bzw. Gliazellen entwickeln können. Die Antwort darauf hat Ramon y Cajal gegeben, indem er zeigte, daß auch noch nach der Geburt aus solchen Zellen Kornzellen hervorgehen. Das ist um so bemerkenswerter, als man doch eigentlich erwarten müßte, daß die Entwicklung der Ganglienzellen bereits in einem früheren Stadium abgeschlossen ist, und zwar in jenem Stadium, das die Formbildung des Nervensystems abschließt, während in dem späteren Stadium sich die Beziehungen der einzelnen Abschnitte zueinander entwickeln. Daß dem nicht so ist, beweisen die Forschungen Ramon y Cajals über die Entwicklung der Kornzellen der rostbraunen Schicht, da er auch nach der Geburt bei verschiedenen Vertebraten noch aus den indifferenten Zellen Kornzellen sich entwickeln sah. Was das für die Tumorgenese bedeutet, kann man leicht ermessen.

Nun kommt aber noch ein wichtiges Moment hinzu. Während also Schaper annimmt — und mit ihm wohl die Mehrzahl der Autoren —, daß die indifferenten Zellen bipotentiell sind, so weist der Genannte weiters nach, daß diese bipotentiellen Leistungen erst in den höheren phylogenetischen Reihen gewonnen werden, da die indifferenten Zellen bei den Cyklostomen z. B. nur Neuroblasten entwickeln. Man wird demzufolge die Histogenese der neuralen und glialen Elemente nicht ohne weiteres vom Tier auf den Menschen übertragen können.

Was nun die Namensgebung für diese indifferenten Zellen betrifft, ob man sie Keimzellen im Sinne von His, indifferente Zellen im Sinne von Schaper nennen soll, oder ob man diesen beiden, wie Schaffer vorschlägt, gleichsetzen soll, ist ziemlich belanglos. Es ist auch gleichgültig, ob man sie mit Bailey und Cushing Medulloblasten nennt oder ob man, wie ich es vorgeschlagen, sie besser unpräjudizierlich Sphäroblasten nennen soll. Man muß nur wissen, welche Form der Zellen darunter zu verstehen ist und daß man sie, wie BAILEY und CUSHING richtig erkannten, von den anderen Spongioblasten differenzieren müsse, weshalb auch vielleicht der Vorschlag von DEL RIO-HORTEGA, nur von Glioblasten schlechtweg zu sprechen, infolge der eben angeführten Tatsachen nicht akzeptabel erscheint.

Wir werden demnach für die Gliazellen eine doppelte Entwicklung annehmen müssen, und zwar im Rindengebiet von der Oberfläche aus aus indifferenten Zellen, jene aber, die vom Neuralrohr auch sich entwickeln, eine aus indifferenten Zellen und aus ependymärem Epithel oder epithelialem Ependym bzw. voll entwickeltem Ependym, wie man das eben bezeichnen will. *Eines aber ist sicher, daß sich zumindest die Gliazellen auch nach der Geburt noch weiter entwickeln können und daß ein Ähnliches zumindest für einen Teil der Ganglienzellen nach den Befunden der genannten Autoren auch Geltung hat.* Demzufolge wird man die Proliferationstendenz nicht als ein Einteilungsprinzip gelten lassen können, wie DEL RIO-HORTEGA es vorschlägt, wenn man sich überlegt, daß auch schon hochdifferenzierte Zellen, wie sie z. B. DE CASTRO zeichnet, noch eine solche Tendenz besitzen. Wir können das auch zeitlich gar nicht differenzieren, da das promorphe Stadium DEL RIO-HORTEGAS, das die epithelialen Formationen umfaßt, auch nach der Geburt noch tätig ist, nicht zu reden von dem metamorphen Stadium, bei dem die Proliferationstendenz erlöschen soll, während das telomorphe Stadium den Abschluß der Entwicklung anzeigt.

Man sieht demnach, wie schwierig es ist, aus histogenetischen und histologischen Befunden zu absolut verläßlichen Schlüssen zu kommen und daß vieles von dem bisher Behaupteten Annahmen sind. Denn wir müssen anerkennen, daß auch hochdifferenzierte, sicher nicht mehr dem promorphen epithelialen Stadium angehörige Zellen des Ependymbelages auch in späterer Zeit noch eine Proliferationstendenz besitzen. So sehr man sich auch bemüht, die Dinge auf eine einfache Formel zu bringen, bei den höheren Säugern, besonders aber beim Menschen scheinen die Gliazellen tatsächlich nicht eine, sondern mehrere Mutterzellen zu besitzen, von denen die Keimzellen bzw. die indifferenten Zellen eine Gruppe darstellen; die primären Spongioblasten von HIS, das primordiale Epithel oder ependymäre Epithel von DE CASTRO die zweite Gruppe. Dabei muß man noch absehen von der Mikroglia, deren Herkunft trotz vieler Bemühungen auch heute noch absolut kontrovers ist. Es scheint, daß doch die Anschauungen von SCHAPER, denen sich schließlich auch HIS in seinen späteren Arbeiten anschließt, im wesentlichen Geltung haben.

Noch komplizierter wird dieses Problem dadurch, daß neuere Autoren auch die meningealen Zellen vom Neuroepithel herleiten und sie gleichsam in eine Linie mit den SCHWANNschen Scheidenzellen stellen. OBER-

LING, von dem diese Anschauung ausgeht, fand in den späteren Untersuchungen von HARVEY und BURR scheinbar eine Stütze seiner Anschauung. Es wäre dagegen auch gar nichts einzuwenden, wenn man nicht gleich Konsequenzen in bezug auf die Pathologie gezogen hätte. Nun scheinen mir aber die Untersuchungen der amerikanischen Autoren nicht absolut beweisend, daß auch die Meningen beim Menschen aus der Ganglienleiste herzuleiten sind. Der Einwand betrifft zunächst den Umstand, daß die Versuche an urodelen Amphibien gemacht wurden und man doch nicht ohne weiteres Resultate von Tieren mit so ausgedehntem Regenerationsvermögen auf den Menschen übertragen kann. Des weiteren wäre zu bemerken, daß bei dem ersten Versuch die Ganglienleiste vorsichtigst entfernt wurde, wonach eine Entwicklung der Meningen nicht erfolgte, während beim zweiten Versuch mit der erhaltenen Ganglienleiste dies der Fall war. Auch ist es immerhin auffällig, daß in diesem zweiten Fall sich auch die Dura gebildet hat, von der selbst HARVEY und BURR nicht behaupten, daß sie von der Ganglienleiste stammt, also ektodermaler Natur ist.

Auch möchte ich hier in diesem Zusammenhang auf die von den letztgenannten Autoren herangezogenen Versuche von STONE hinweisen, der sogar echtes Mesenchym ·und Knorpel vom Ektoderm herleitet. Wenn das der Fall ist, dann hören eben alle Grenzen auf und es erscheint vollständig gleichgültig, die Keimblattlehre hier überhaupt heranzuziehen. Ich betone nochmals, daß die Verhältnisse der niederen Vertebraten absolut nicht jenen der hochdifferenzierten entsprechen. Übrigens hat HOCHSTETTER eben den innigen genetischen Zusammenhang zwischen Dura und Leptomeningen aufgezeigt, die aus einer gleichartigen, mesenchymalen Grundanlage hervorgehen, sodaß alle hier vorgebrachten Annahmen hinfällig werden.

Wenn wir also unter Meningoblastomen blastomatöse Tumoren verstehen sollen, die in bezug auf ihre Zusammensetzung den Tumoren aus SCHWANNschen Scheidenzellen gleichzusetzen sind, so müßten wir demzufolge in den reifen Tumoren dieser Art, den Meningiomen, ein Analogon zu den Neurinomen sehen. Das aber widerspricht jeder Erfahrung. Ich habe seinerzeit mit RIEHL diese Frage auf das Genaueste studiert und es zeigte sich damals, daß die Dura mater nach den absolut einwandfreien Präparaten von KOLMER tatsächlich ein Endothel besitzt. Es war mir nun äußerst interessant zu sehen, daß WANTANABE eine ganz analoge Auffassung vertritt und ähnliches auch für die Leptomeningen zeigen konnte. Wir haben damals schon darauf hingewiesen, daß man die Tumoren, die scheinbar von der Dura ausgehen, in zwei Gruppen zerlegen müßte; solche, die tatsächlich aus Fibroblasten bzw. Duraendothel entstehen und solche, die im Sinne von MARTIN BENNO SCHMIDT sekundär in die Dura einbrechen und arachnoidealer Natur sind. In der angezogenen Arbeit von WATANABE findet sich nun die Tatsache vermerkt, daß neben echten Endothelien die Grenzmembranen der Meningen von Zellen gebildet werden, die er epitheloide Histiozyten nach HAMAZAKI nennt, deshalb, weil sie Farbstoffe speichern. Wir müssen also nach diesen Untersuchungen anerkennen, daß dem Epithel nahestehende Histiozyten gleichfalls an den Grenzflächen der Meningen zu finden sind. All das spricht nicht sehr zugunsten der Annahme, daß die Leptomeningen sich von der Ganglienleiste herleiten, und es wäre wohl möglich, daß man bei den erwähnten Versuchen von HARVEY und BURR es mit eigentümlichen regenerativen bzw. metaplastischen oder Einheilungsvorgängen zu tun hat. Diese Umstände aber erscheinen deshalb von noch größerer Bedeutung, weil sie von BAILEY benutzt wurden, um die sich an den Gefäßen entwickelnden Tumoren auch den ektodermalen Geschwülsten anzureihen. Denn nach ihm ist die meningeale Gefäßscheide ektodermaler Natur und sie wäre dann — ein Teil der Adventitia — eigentlich im Wesen gleichzusetzen mit der perivaskulären Glia. Und damit fiele der Begriff der Blut-Liquorschranke.

BAILEY meint, daß die als Peritheliome beschriebenen Tumoren derartige von den ektodermalen Meningealanlagen herrührende Gebilde seien. Er erschließt dies daraus, daß seine und SCHALTENBRANDS Untersuchungen es ausgeschlossen haben, daß an den Gefäßen ein Perithel im Sinne EBERTHS sich findet. Auch diese Frage habe ich mit HASHI-MOTO, allerdings noch ohne Kenntnis der Arbeit von HARVEY und BURR, erörtert und es zeigte sich, daß BAILEY den zweiten Fall des genannten Autors als echtes Peritheliom auffassen will. Ich möchte dabei aber aufmerksam machen, daß schon die Lage der Zellen dieser perivaskulären Geschwulst, die etwa dem adventitiellen Lymphraum entspricht, gegen diese Auffassung zu sprechen scheint. Ich bin mir aber wohl bewußt, daß gerade dieser Fall eine eigenartige Stellung einnimmt.

Wenn man die Frage des Perithels heranzieht, so kann man über die Befunde von ZIMMERMANN nicht hinweggehen, d. h. daß an den Kapillaren außen Zellen zu finden sind, die er als Perizyten bezeichnet und in denen er kontraktile Elemente, d. h. Myozyten erblickt. PLENK hat diese Untersuchungen an Hirngefäßen durchgeführt und hat hier ein Gleiches nachweisen können. Aus den Untersuchungen von MAXIMOW, denen sich PLENK vollständig anschließt, geht hervor, daß neben diesen eigentümlichen Perizyten sich auch Adventitiazellen an den Kapillaren finden. Und nun ist ein ganz Analoges auch an den Präkapillaren zu sehen, wobei allerdings die Perizyten allmählich ihre Form verändern und zu glatten Muskelzellen werden, wenn es sich um größere Gefäßstämmchen handelt.

Ohne auf die Frage der Bedeutung der Perizyten einzugehen, denen EUGEN POLLAK in Analogie mit den Gliazellen vielleicht auch eine trophische Funktion zuspricht, möchte ich nur bemerken, wie schwer es ist, bei der Verschiedenheit der Zellen an den kleinen Gefäßen und der Unmöglichkeit, sie immer an pathologischen Präparaten zu differenzieren, eine Systematik von Tumoren durchzuführen. Ich glaube, die Schwierigkeit dieses letzteren Problems aufgezeigt zu haben und bin der Meinung, daß hier das letzte Wort noch nicht gesprochen ist und daß wir in den meningealen Zellen vorläufig noch kein meningeales Analogon der Lemmozyten sehen können.

Wenn man die Einstellung einiger neuerer Autoren in der Gliafrage heranzieht, so bemerkt man das Bestreben, daß diese von einer so scharfen

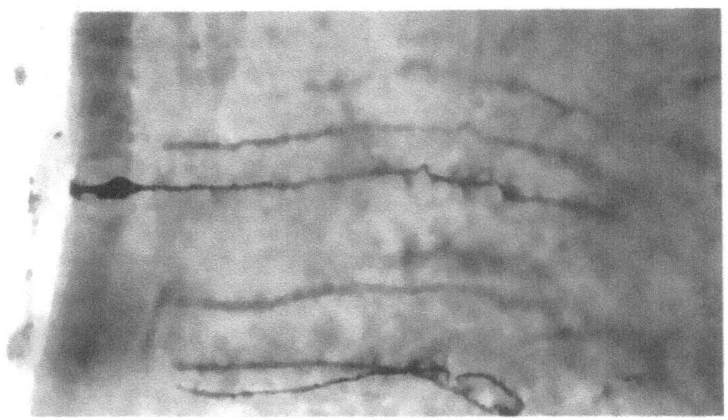

Abb. 1. Normale Ependymzelle (8 Tage altes Kaninchen). — Golgi-Präparat.

Differenzierung als es bisher der Fall war, Abstand nehmen. So sieht man schon bei Schaffer die engen Beziehungen von Ependym und Adendroglia. Rydberg bekennt sich als Anhänger des syntyzialen Zusammenhanges der Glia, in welchem Synzytium die Zellen jeder Art Knotenpunkte bilden. Und Jones hat zeigen wollen, daß auch der Oligodendroglia gelegentlich Beziehungen zu den Gefäßen eigen sind. Diese Tendenz der Gliaendfuß- oder Endplattenbildung scheint eine spezifische Eigenschaft des gesamten Gliagewebes zu sein und, wie De Castro meint, eine gewisse Analogie mit den Ependymzellen aufzuzeigen. Ich bilde ein Golgi-Präparat einer solchen Ependymzelle ab (Abb. 1), die tatsächlich eine Endplatte zu bilden scheint, ähnlich jenen, wie man sie bei den Astrozyten an den Gefäßen oder den gliösen Rindenschichten zu sehen gewohnt ist. Es scheint also, daß eine noch so scharfe formale Differenzierung der Glia nicht hindert, sie funktionell gleichwertig zu gestalten und daß demnach die verschiedensten Gliazellen bezüglich dieser Potenzen nicht so scharf differenziert sind, wie das gemeinhin angenommen wird. Die formale Differenzierung hängt im wesentlichen ab von der Funktion, wie dies z. B. aus den Darstellungen von Eugen Pollak hervorgeht, weiters von ihrer Lage, was besonders die Oligodendroglia — Scheidenglia — betrifft. Und je höher wir in der Vertebratenreihe emporsteigen, desto differenzierter erscheint die Glia, desto mehr kommt die funktionelle Differenzierung auch anatomisch zum Ausdruck. Das kann man am besten bei der Oligodendroglia sehen, bei der die verschiedenen Autoren noch weitere Differenzierungen vorgenommen haben in die Formen von Robertson (Mesoglia), von Cajal und Paladino. Es erscheint dies überflüssig, wenn man die Oligodendroglia als das auffaßt, was sie in Wirklichkeit ist, nämlich die scheidenbildende bzw. hüllenbildende an Nerven- und Ganglienzellen. Daß die Glia selbstverständlich nicht nur protektive Leistungen zu vollziehen hat, sondern auch nutritiv bzw. für den Abbau wirkt, kann man bei jeder Parenchymerkrankung wahrnehmen.

Es erscheint weiters wichtig zu betonen, daß neben den Astrozyten, den Oligodendrozyten, den Mikrozyten Del Rio-Hortegas besonders im Kleinhirn, aber auch in der Retina Gliazellen vorkommen, die tatsächlich im Bau vollständig von jenen der anderen Partien sich unterscheiden. Ramon y Cajal, dem wir ganz besonders ausgezeichnete Darstellungen dieser Verhältnisse verdanken, nennt solche Zellen epitheliale Zellen. Sie finden sich in der Schicht der Purkinjeschen Zellen und gehören offenbar jenen Elementen an, die zum Teil wenigstens die Bergmannschen Stützfasern liefern. Sie sind also ähnlich wie die Müllerschen Stützzellen in der Retina am besten als Pfeilerzellen — Stylozyten — zu bezeichnen und spielen in der Pathologie eine sehr wesentliche Rolle. Die im Kleinhirn sind von Golgi zum erstenmal beschrieben worden und bilden an der Oberfläche Verbreiterungen, ganz analog den Endfüßen der Astrozyten in der Großhirnrinde. Es ist nicht von Belang, die feinere Anatomie hier hervorzuheben. Nur soviel ist sicher, daß sie die Bergmannschen Fasern liefern und daß sie in jener Schicht gelegen sind, die man als Lannois-Paviotsche Schicht kennt. Über ihre Beziehungen zur Tumorbildung kann ich nichts aussagen. Dagegen haben Meller und ich selbst für die zumeist angiomatösen Tumoren des Auges (Lindau-Tumor) wahrscheinlich gemacht, daß es sich um aus den Müllerschen Stützzellen hervorgegangene gliomatöse Tumoren handelt. Wir haben also neben den Astrozyten, Oligodendrozyten, Mikrozyten sicher noch die Stylozyten, die wiederum in vieler Beziehung Differenzen gegenüber den erstgenannten Zellen aufweisen, Differenzen, die aber doch im wesentlichen nur von der Funktion bestimmt sind. Ob die Stäbchenzellen, die man gleichfalls in Tumoren trifft, nicht doch auch eine selbständige Gliaform darstellen oder ob sie der Oligodendroglia resp. Mikroglia Del Rio-Hortegas angehören, ist jedenfalls noch kontrovers. Man wird sie als Rhabdyozyten, Stäbchenzellen bezeichnen können. Es erscheint mir auch notwendig, daß man in die Gliagruppe die SCHWANNschen Scheidenzellen einbezieht, zumal sie, genau wie die Gliazellen, aus dem Neuroepithel hervorgehen. Von den neueren Autoren haben ROUSSY, LHERMITTE und OBERLING in ihrem klassischen Referat die SCHWANNschen Scheidenzellen wiederum als periphere Glia bezeichnet, und zwar mit vollem Recht. Ich möchte aber empfehlen, daß man sich auch hier bezüglich der Nomenklatur einigt. Denn es erscheint nicht sehr zweckmäßig, den von vielen Autoren abgelehnten Namen des Neurinoms für Tumoren aus SCHWANNschen Scheidenzellen zu gebrauchen, wie es VEROCAI vorschlägt, oder den Namen *Schwannom*, was überhaupt nicht nur sprachlich, sondern auch begrifflich unhaltbar ist. Es erscheint vielleicht am besten, hier den Namen, den ANTONI vorschlägt, zu verwenden, der die SCHWANNschen Scheidenzellen als Lemmozyten bezeichnet (von Lemma = die Scheide), so daß wir demzufolge Astrozyten, Oligodendrozyten, Mikrozyten, Stylozyten und Lemmozyten neben den Ependymzellen als telomorphe Stadien der Glia anzuerkennen hätten. Ich weiß, daß hier nicht alle bekannten Gliaformen untergebracht sind. Ich erinnere nur an die FAÑAÑAschen Zellen im Kleinhirn, die SCHRÖDER besonders hervorhebt. Aber wir wissen über deren Funktion noch zu wenig, um sie irgendeiner der bekannten Gliaformen unterzuordnen. Es erscheint mir auch wichtig zu betonen, daß die einzelnen Formen gelegentlich Übergänge zeigen auch dort, wo die Glia höchste Differenzierungen aufweist, indem z. B. die Scheidenzellen Funktionen der Astrozyten zu übernehmen imstande sind.

Was nun die metamorphen Stadien anlangt, so erscheint es natürlich möglich, dieselben willkürlich zu vermehren, je nach dem Grad der Entwicklung. Sicher ist, daß bipolare Elemente vorhanden sind, während die unipolaren als selbständige nicht überall anerkannt werden.

Die blastomatösen Vorstufen der Endstadien sind auch mitunter so, daß man nicht weiß, ob es sich um ein mangelhaft entwickeltes Endstadium oder eine blastomatöse Zelle handelt. Man darf bei den Tumoren nie vergessen, daß die Entwicklung der Zellen keinesfalls den Weg geht, den die normale Zelle durchläuft. Ferner ist zu bedenken, daß die Tumorzellen ihrem Wesen nach ganz andere Potenzen zu besitzen scheinen als die normalen Zellen und daß die geheimnisvolle Metastruktur, die den Zellen eignet, hier offenbar nicht unwesentliche Änderungen erfahren hat. Wenn man also auch die normale Entwicklung zum Ausgangspunkt einer Differenzierung der Tumoren der Gliagruppe nehmen kann, so muß man sich dabei stets bewußt sein, daß die Tumorzelle mit der normalen Zelle höchstens das Aussehen und nicht einmal dieses immer gemein hat.

Es ist wohl möglich, daß ich bei der gebotenen Kürze für manche der vorgetragenen Anschauungen den absoluten Beweis schuldig ge-

blieben bin. Aber es scheint mir, daß meine Anschauungen für die Tumorfrage sowohl genetisch als auch formal nicht ohne Belang sind. Das
Wesentlichste, was ich zu erweisen suchte, ist die Tatsache der möglichen
Transformation scheinbar ausgereifter Zellen in andere, was besonders
für die Ependymzelle Geltung hat, ferner die Tatsache, daß unausgereifte Elemente auch postfötal vorkommen können, ohne daß sie ihren
fötalen Charakter verlieren, wie die Zellen der OBERSTEINERschen Schicht
zum Beispiel. Und drittens darf man nicht vergessen, daß schließlich
die Differenzierung der Glia nicht unwesentlich von ihrer Funktion
beeinflußt wird, daß aber trotz dieser Differenzierung letzten Endes
den einzelnen Gliazellformen identische Funktionen zukommen. Diese
Funktionen sind tektonische, d. h. also Erhaltung der Form des Organs
durch Bildung des Stützgerüstes und pathologisch durch Wucherung und
Fibrillogenese zur Narbenbildung, nutritive oder trophische und —
was sehr wichtig zu sein scheint — scheidenbildende, wandbekleidende.

Anhangsweise sei auch meines ablehnenden Standpunktes gedacht,
gegenüber den Bemühungen auch die Meningen bzw. die adventitielle
Wandbekleidung der Gefäße teilweise wenigstens in die ektodermalen
Zellgruppen einzubeziehen.

Die Ausgangsfälle.

Fall 1. F. D. 10jähriger Knabe. Das Kind stammt aus unbelasteter
Familie. Er hat Masern, Scharlach, Keuchhusten in frühester Kindheit
überstanden und war dann vollständig gesund.

Ende Jänner 1924 fiel das Kind auf dem Eise nieder und schlug mit
dem Hinterkopf auf. Es war nicht bewußtlos und erbrach nicht. Die weiteren
Umstände des Unfalles sind nicht bekannt geworden. 14 Tage nach dem
Unfall traten Kopfschmerzen auf ohne bestimmte Lokalisation, gleich darnach auch Erbrechen und Schwindel, das alles aus absolut voller Gesundheit,
die bis zu dem Unfalle auf dem Eise mit absoluter Sicherheit festgestellt
werden konnte. Das Kind wurde zunächst an die Kinderklinik gebracht und
der erste neurologische Befund damals von SCHILDER erhoben. *Der Status
lautet*: Dem Alter entsprechend entwickeltes Kind. Afebril, freies Sensorium.

Der interne Befund: ohne Belang. Der Schädel im vorderen Anteil
(Stirn) klopfempfindlich. Der rechte Kornealreflex fehlend, der rechte
Fazialis etwas schwächer als der linke. Die Sprache zeigt Andeutung von
Silbenstolpern. Ein im Liegen stärkerer Nystagmus horizontalis beim Blick
nach beiden Seiten. Deutlicher Romberg. Zerebellarer Intentionstremor
im rechten Arm, angedeutet auch im rechten Bein, Adiadochokinese im
rechten Arm. Die Armreflexe gesteigert, rechts = links. Der Bauchdeckenreflex rechts = links lebhaft, desgleichen Patellar- und Achillesreflexe. Kein
Babinski, keine Sensibilitätsstörung. SCHILDER nahm damals einen druck-
steigernden Prozeß in der hinteren Schädelgrube an (Kleinhirnhemisphäre?).
Tumor? Hydrozephalus.

Am 24. II. — das Kind war inzwischen an die Klinik EISELSBERG trans-
feriert worden — habe ich die Untersuchung wiederholt und gefunden:
Schädelumfang 57 cm. Der Schädel nicht klopfempfindlich, keine Schall-

differenz, im allgemeinen aber etwas hellerer Schall. Beim Blick nach rechts Nystagmus mit der schnellen Komponente nach rechts. Nystagmus nach links fehlt. Keine Augenmuskellähmung. Der rechte Kornealreflex etwas herabgesetzt. Sonst V frei. VII, IX, XI und XII frei. Eine Spur Romberg beim Stehen mit geschlossenen Augen. Der Gang ist vorsichtig mit Überkreuzen der Beine, aber nicht auffällig ataktisch. Die Reflexe lebhaft. Kein Klonus, kein Babinski, keine Ataxie beim Knie-Hackenversuch. Auffallende Adiadochokinese der rechten oberen Extremität. REBOUND-Phänomen der rechten oberen Extremität und Andeutung von Asynergie cerebelleuse. Der Augenbefund ergab: Linkes Auge: leichte Neuritis optica, die Papillengrenze scharf, jedoch Netzhautödem um die Papille mit Erweiterung der Gefäße und feinsten Blutungen. Verstärkte Nervenfasernzeichnung. Am rechten Auge sind die Veränderungen noch leichter, so daß also hier eben erst der Beginn einer Veränderung der Netzhaut zu konstatieren ist.

Dieser Befund vom 23. II. wurde am 26. II. noch ergänzt. Hier zeigen sich bereits — also drei Tage später — die Papillen ganz schwach verschleiert, die Venen erweitert, beiderseits besonders am rechten Auge stark. Hier auch ganz feine Retinablutungen. Auch jetzt noch keine Prominenz der Papillen und keine groben Herde.

Der Ohrenbefund ergibt: das linke Trommelfell annähernd normal, das rechte deutlich retrahiert. Schalleitungshindernis beiderseits, rechts mehr als links. Das innere Ohr normal. Der Nystagmus ist zentral labyrinthärer Natur. Vorbeizeigen (wahrscheinlich durch Druckwirkung des rechtsseitigen Tumors auf die linke Hemisphäre hervorgerufen).

Eine am 25. II. vorgenommene Lumbalpunktion ergibt: der Liquor entleert sich unter sehr starkem Druck, ist klar. *Nonne-Appelt* und *Pandy* negativ. Zwei Zellen im Sediment. Nach der Lumbalpunktion vorübergehende Besserung.

Meine Diagnose lautete: Tumor der hinteren Schädelgrube wahrscheinlich im rechten Cerebellum, komplizierender Hydrozephalus.

Die Operation, die am 27. II. 1924 durch Hofrat EISELSBERG vorgenommen wurde, mußte nach dem ersten Akt unterbrochen werden, da das Kind bedrohliche Erscheinungen seitens des Pulses aufwies.

Am 28. II. erfolgte der Exitus. Bei der Operation war ein starker Blutverlust eingetreten. Der Tod war offenbar durch die starke Verlagerung des IV. Ventrikels und steigenden Hirndruck eingetreten.

Der Obduktionsbefund (Prof. ERDHEIM) *ergab:*

Ganz geringgradige Usur der Tabula vitrea nur durch das Tastgefühl der Rauhigkeit fühlbar und im Stirnbereich ganz fehlend. Hochgradige Spannung der Dura, beträchtliche Abplattung der Hirnwindungen, die rechte Kleinhirnhemisphäre beträchtlich vergrößert und von fluktuierender Konsistenz. Frischer Defekt der Hinterhauptschuppe — vor 24 Stunden als 1. Akt ohne Duraöffnung durchgeführt.

Hirnbefund: Auf den frontalen Schnitten des in Formol fixierten Kleinhirns findet sich in seiner rechten Hemisphäre eine ovale, $5 : 4^1/_2$ cm große Geschwulst von sehr weicher Konsistenz, rötlichgrauer Farbe, stellenweise scharf begrenzt, stellenweise infiltrierend, wachsfarben und unscharf begrenzt. Das Tumorgewebe von Hämorrhagien durchsetzt und zu Knollen zerteilt. Nekrose nur wenig vorhanden. Das anstoßende Hirngewebe ödematös, auch von Hämorrhagien durchsetzt und das über dem Tumor sich wölbende Hirngewebe ist dorsal nicht ganz 3 mm dick, basal maximal 1 cm. Die Medianebene stark nach links verdrängt. 4. Ventrikel ganz nach vorne verdrängt.

Zusammenfassend läßt sich also folgendes sagen: Ungefähr vier Wochen vor dem postoperativ erfolgten Tode stürzte der 10jährige Knabe mit dem Hinterkopf aufs Eis, und zwar aus voller Gesundheit. Erst 14 Tage danach Kopfschmerzen, dann Erbrechen und Schwindel. Drei Wochen nach dem Unfall bereits Zeichen eines hirndrucksteigernden Prozesses der hinteren Schädelgrube, der einen Tumor rechts im Cerebellum vermuten ließ. Eine eben beginnende Stauungspapille. Im Liquor nichts Pathologisches. Der Ohrenbefund entspricht der Annahme des Neurologen. Der Obduktionsbefund zeigte einen rechts im Kleinhirn sitzenden, zum Teil infiltrativ wachsenden weichen Tumor.

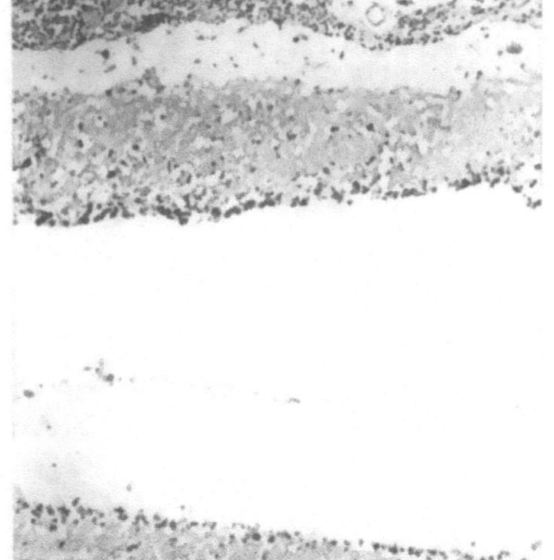

Abb. 2. Persistenz der äußeren Körnerschichte. Die abgelöste Pia zwischen den Läppchenabschnitten.

Wenn ich zur Frage der Diagnose ein paar Worte hier anfügen kann, so zeigt dieser Fall zwei von mir für die Kleinhirndiagnose hervorgehobene Tatsachen. Die erste ist, daß tatsächlich hier die Papille der kranken Seite eine Spur stärkere Erscheinungen aufwies als die der gesunden, und das zweite Moment ist, daß das Hervortreten der Erscheinungen seitens der oberen Extremität, besonders die Adiadochokinese und das Rebound-Phänomen, die Lokalisation im Lobus lateralis gestattet, besonders dann, wenn die Erscheinungen des Wurmabschnittes ein wenig zurücktreten, das ist fehlender Romberg und geringere Betonung des ataktischen Ganges. Auch der mehr einseitige Nystagmus trägt zur Unterstützung dieser Diagnose bei.

Die histologische Untersuchung dieses Falles ergab nun folgendes:

Schnitt durch das Cerebellum knapp neben dem Tumor. Es zeigt sich, daß obzwar eine Scheibe gewählt wurde, die scheinbar keinen Tumor enthält, trotzdem ein kleiner Tumorzapfen hier bemerkbar war, der sich allerdings nur mikroskopisch erkennen ließ. In der Mehrzahl erwiesen sich die Windungen des Kleinhirns vollständig normal, nur an einzelnen Stellen, und zwar in der Nähe des Tumorzapfens, zeigt sich in der Molekularschicht an ganz umschriebenen Partien eine äußere Körnerschicht, also das Erhaltenbleiben der OBERSTEINER-Schicht (Abb. 2). Es ist dies keinesfalls bei allen Windungen der Fall, sondern findet sich immer nur an ganz umschriebenen Stellen.

Der Tumor hatte stellenweise zu einer Infiltration der Meningen geführt und es konnte sich infolgedessen ein Zweifel erheben, ob die an der äußeren Oberfläche gefundenen Zellen nicht meningealer Herkunft waren, also von den Meningen aus in das Gehirn einbrachen. Die Durchmusterung einer größeren Anzahl von Präparaten hat aber einwandfrei gezeigt, daß tatsächlich an einzelnen Stellen, an denen sich kein Infiltrat in der Meninx zeigte, oder die Meninx infolge schlechter Präparation abgerissen war, sich deutlich Zellen in der OBERSTEINERschen Schicht fanden, und zwar dort, wo von einem Tumor noch absolut nicht die Rede war. Allerdings fanden sich diese Zellen in ziemlicher Nachbarschaft des Geschwulstknotens. Dem Charakter nach unterscheiden sich diese Zellen in nichts von jenen, welche gemeinhin in der OBERSTEINERschen Schicht zu finden sind, vielleicht mit einer Ausnahme, daß die Zellen alle vollständig gleichartig sind und nicht, wie in der OBERSTEINERschen Schicht gelegentlich dunklere und hellere Elemente erkennen lassen. Ich habe seinerzeit bei Beschreibung des Medulloblastoms bereits angegeben, daß sich diese Zellen von den meningealen dadurch unterscheiden, daß sie in ihrem Kern aber auch im Plasma rundlich sind, während die der Meningen, soweit sie nicht Tumorinfiltrat darstellen, mehr den bindegewebigen Charakter erkennen lassen, spindelförmig sind. Es fanden sich in der OBERSTEINERschen Schicht dieses Tumors tatsächlich nur runde Zellen. Aber dort, wo die Schicht der Meninx anliegt und diese bereits

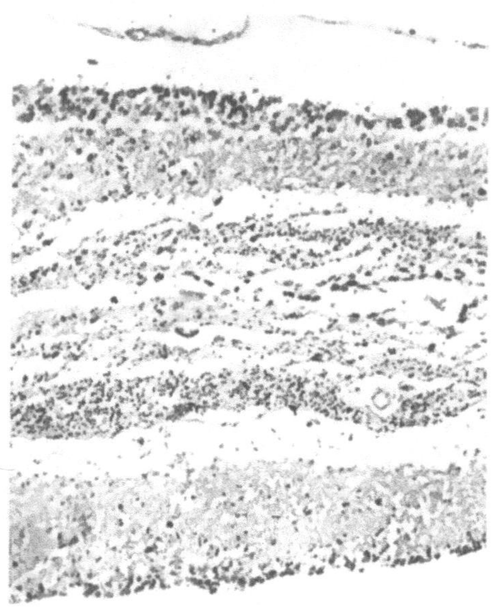

Abb. 3. Persistenz der OBERSTEINER-Schichte; die Pia frei (ganz dorsal).

infiltriert ist, fällt es ungemein schwer, Meninx und darunter liegende äußere Körnerschicht zu differenzieren. Nähert man sich dem Tumorgebiet und auch den Gebieten, die dem Tumor nicht ganz entsprechen, kann man in der Molekularschicht eine Anreicherung von Zellen wahrnehmen. Am schönsten ist das dort zu sehen, wo die äußere Körnerschicht, die oft nur aus einer einzigen Zelllage, meist aber aus zwei oder drei besteht, bereits eine Verdickung aufweist (Abb. 3). Diese Zellvermehrung läßt sich auch oft noch in fortgeschrittenen Stadien nachweisen, wo bereits die Tumorbildung in vollem Gange ist. Man sieht dann die Rindenschichten nicht nur verbreitert, sondern infolge der überstürzten Zellvermehrung bilden sich warzenförmige Erhebungen (Abb. 4).

An zahlreichen Präparaten, die deshalb untersucht wurden, um festzustellen, welchen Weg die Zellen von der Oberfläche gegen die Tiefe hin einschlagen, ließ sich feststellen, daß in einzelnen Partien der Molekularschicht scheinbar nur eine einfache Kernvermehrung nachzuweisen war

(Abb. 5). An anderen Stellen hat man das Empfinden, als ob die Zellen sich in mancher Beziehung so verhalten, wie das Gliastrauchwerk zu den Arborisationen der Purkinjeschen Zellen. Am interessantesten aber erscheinen die Partien, bei welchen man eine Wanderung der Zellen längs der Gefäße feststellen konnte (Abb. 6). Hierbei ist folgendes zu bemerken. Genaue Bindegewebsfärbungen zeigen, daß die Tumorzellen nicht im adventitiellen Raum liegen, sondern an der Außenseite der Adventitia sich vorzuschieben scheinen, also möglicherweise in den HELDschen Kammerräumen, die ja unter pathologischen Verhältnissen gleichfalls als Lymphräume anzusehen sind. Gelingt es, einen Querschnitt eines Gefäßes zu treffen, das durch irgendeinen Zufall vom übrigen Tumor etwas isoliert ist, so kann man auch

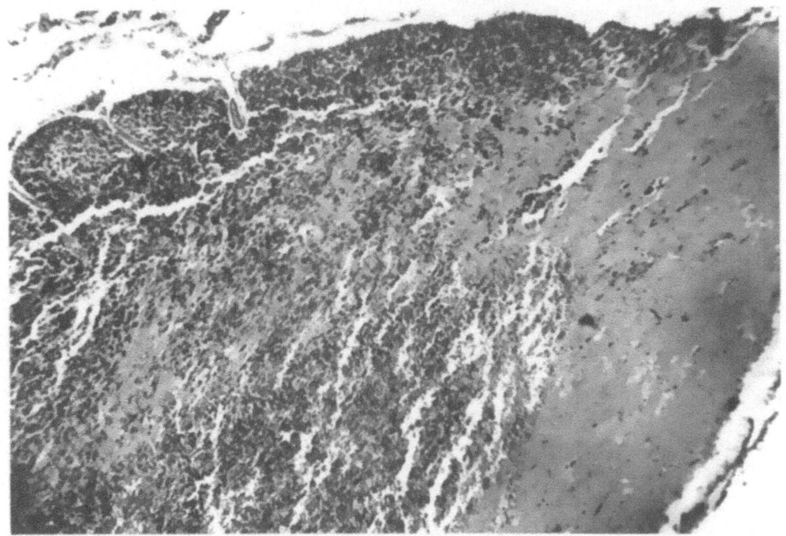

Abb. 4. Entwicklung des Tumors aus der OBERSTEINER-Schichte.

im Tumor selbst dieses Verhalten feststellen, d. h. daß die Tumorzellen sich rings um das Gefäß lagern und nur stellenweise einen Einbruch in die Wand des Gefäßes erkennen lassen. Die Zellen, die sich an den Gefäßen finden, unterscheiden sich in nichts von den anderen Tumorzellen. Einzelne sind dort, wo sie gedrängt liegen, scheinbar länger und flacher. Von einer besonderen Struktur an den Gefäßen oder von dem Vorhandensein von Bindegewebe zwischen den Zellen ist nicht die Rede. Der Tumor selbst zeigt stellenweise einen größeren Gefäßreichtum, stellenweise aber finden sich nur Tumorzellen, kaum daß ein Gefäß zwischen ihnen hervortritt. Es läßt sich ein typischer Bau nicht erkennen. Nur dort, wo mehrere Gefäße vorhanden sind, sieht man von dem Gefäß aus Bindegewebe in den Tumor einbrechen, was auch mitunter von den Meningen aus der Fall ist. Da kann man gelegentlich einen pseudo-adenomatösen Bau erkennen und auch Pseudo-Rosetten. Aber im großen und ganzen fehlt jede wie immer geartete Struktur im Tumor. Er stellt eigentlich nur eine Anhäufung von Zellen dar, die sich in nichts von jenen unterscheiden, die an der Oberfläche der Molekularschicht als

Ausgangspunkt des Tumors gesichtet wurden. Allerdings muß man zugeben, daß die Zellen vielleicht an einzelnen Stellen in der Größe differieren. Aber die Mehrzahl ist völlig uniform und zeigt bei den Übersichtsfärbungen kaum hellere Kerne mit größeren Kernkörperchen. Was nun die feinere Struktur anlangt, so ist — abgesehen von den Zellen — an BIELSCHOWSKI-Präparaten absolut nicht der Nachweis zu erbringen, daß hier Axone im Tumor vorhanden wären. Bezüglich des Bindegewebes habe ich bereits festgestellt, daß besonders

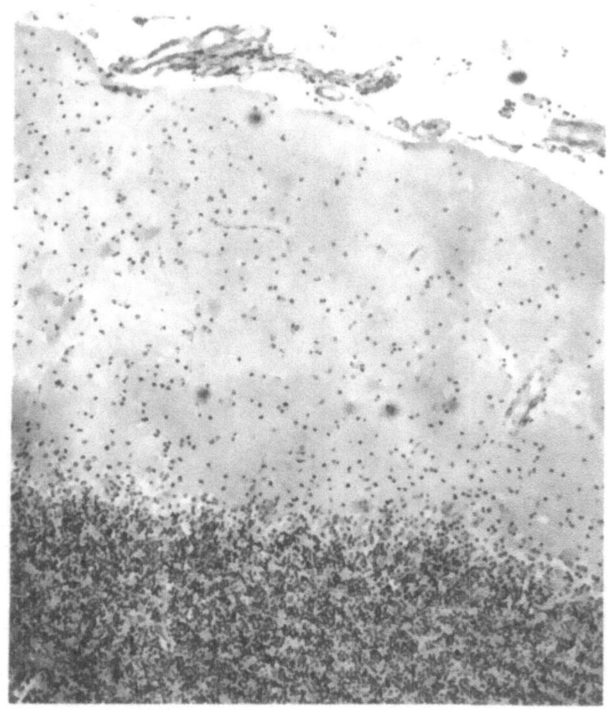

Abb. 5. Vermehrung der Zellen in der Molekularschichte ohne Tumorentwicklung.

von den Gefäßen aus, aber auch nicht überall, eine leichte Vermehrung des fibrillären Gewebes im Tumor zu sichten ist. Einzelne Aufschlüsse erlauben HEIDENHAIN-Präparate. Man kann hier erkennen, daß einzelne Zellen eher birnförmig sind und daß sie dort, wo sie dichter gedrängt vorkommen, eine mehr spindelige Form aufweisen. Das Wesentliche ist, daß zahlreiche Mitosen vorkommen, daß man aber daneben auch sichere amitotische Kernteilungen sieht, wobei es zur Bildung von mehrkernigen Zellen kommt. Gerade an HEIDENHAIN-Präparaten treten öfters Zellen hervor, die ein größeres und mehrere kleine Kernkörperchen erkennen lassen, die im Zentrum des Tumors, aber auch an Präparaten mit anderen Färbungen, eigentlich nicht sehr deutlich hervortreten. An den Stellen, wo der Tumor infiltrativ in das Gewebe einbricht, sieht man natürlich einzelne Nervenfasern zwischen den Tumorzellen.

Mit Rücksicht auf diesen Befund habe ich die Diagnose Medulloblastom gestellt, um diesen Namen vorläufig beizubehalten, wie ich das in der Einleitung zu diesen Ausführungen auseinandergesetzt habe. Die Zusammensetzung aus ganz gleichartigen undifferenzierten Zellen, die diffuse Anordnung der Zellen, die nur stellenweise einem pseudoadenomatösen Bau weichen, die Pseudorosettenbildung, dann die Infiltration der Pia in der Umgebung des Tumors berechtigen zu dieser Annahme

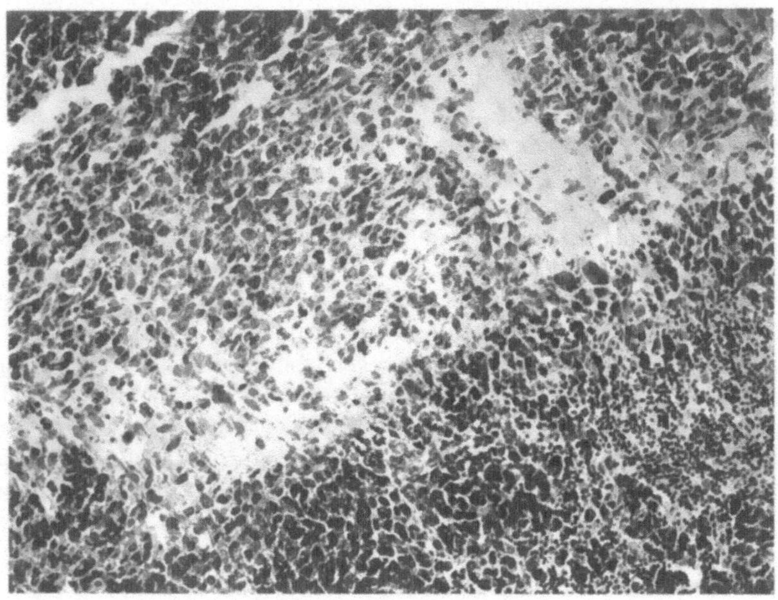

Abb. 6. Durchwanderung der Tumorzellen durch die Molekularschichte (oben = außen).

ebenso wie das schon makroskopisch hervorgetretene infiltrative Wachstum. Auch die Beziehung der Zellen zu den Gefäßen und der stellenweise hervortretende Gefäßreichtum spricht nicht gegen diese Annahme, vor allem aber auch nicht die Lage im Kleinhirn.

Während aber in den Medulloblastomen, wie sie z. B. BAILEY und CUSHING als auch ROUSSY und OBERLING und RAILEANU, letztere als Neurospongiome, beschrieben haben und selbst in den Formen, die DEL RIO-HORTEGA darstellt, sich progressive Entwicklungstendenzen zeigen, wie ich das selbst in meinem vor Jahren veröffentlichten Fall nachweisen konnte, indem die Zellen zum Teil zu Glioblasten, zum Teil zu Neuroblasten bzw. fast Neurozyten auszuwachsen vermögen, so zeigt dieser Fall ein offenbar eminent frühes Stadium, wobei der Tumor noch keinerlei progressive Differenzierung erkennen läßt, wenn man eventuell absieht von einzelnen helleren Zellen, die im HEIDENHAIN-Präparat ein größeres Kernkörperchen erkennen lassen. Ich glaube, daß dieser Fall die Frage von HIS entscheidet, ob es indifferente Zellen im Sinne von SCHAPER gibt, die bipotentiell sind oder ob die Zellen von vornherein differenziert und unipotentiell sind, was sich in der Art des Kerns eventuell zum Ausdruck bringen könnte. Hier sind bei den Übersichtsfärbungen alle Zellen gleich, nur eine oder die andere könnte eventuell den Eindruck einer Zelle erwecken, die vielleicht zur Ganglienzelle wird. Aber gerade bei diesen Zellen sieht man den Übergang von gleichförmigen zu den helleren Kernen, so daß also die SCHAPERsche These vollinhaltlich aufrecht erhalten ist.

Hier möchte ich gleich einem Einwand begegnen. Der Umstand, daß sich die Zellen stellenweise längs der Gefäße vorschieben, um in tiefere Lagen zu geraten, könnte den Eindruck erwecken, als ob der Tumor überhaupt von den Gefäßen ausginge, sich also als perivaskuläres Sarkom bzw. Peritheliom erweisen würde. KÖRNYEY hat in letzter Zeit über einen derartigen Fall berichtet und auch die entsprechende Literatur herangezogen, so daß ich dieselbe hier nicht zu erwähnen brauche. Er spricht sich gegenüber den Auffassungen von BAILEY, die ich eingangs erwähnte, ziemlich vorsichtig aus und spricht nur von adventitiellem Sarkom, also einem Tumor, der von der Adventitia der Gefäße ausgeht. Beweggrund für diese Annahme ist in allererster Linie die Auffassung von der Beziehung der Glia zum Gefäß. Und da erhebt sich die Frage: wie verhält sich die Glia im Gliom zum Gefäß? KÖRNYEY meint, daß das Weiterwandern des Tumors längs der Gefäße gegen dessen Gliomnatur spricht.

Wie man weiß, sind die Gliazellen angiopetal, d. h. sie setzen sich mit ihren Endfüßen an die Gefäßwand an, ein Verhalten, das DE CASTRO vergleicht mit der Tendenz der Ependymzellen, den Ventrikel zu umsäumen. Aber diese Potenz der Gliazellen ist nicht die einzige. Schon im Jahre 1906 habe ich ein sehr malignes Gliom beschrieben, leider unter einem Titel, der Ursache ist, daß man darauf nicht Rücksicht genommen hat (Hypertrophie, Hyperplasie und Pseudohypertrophie des Gehirns). Hier bilde ich sogar ein Stück von einer Gefäßwand ab und zeige, daß nicht nur eine Strahlenkrone vorhanden ist, sondern daß auch der Tumor selbst in die Gefäßwand einbricht. Das kann man gelegentlich bei malignen gliösen Tumoren sehen, wo sich der Tumor längs der Gefäßwände vorschiebt. Also die Beziehung Glia-Gefäße ist nicht immer eine nur auf die Endfüße beschränkte, sondern scheint bei tumorartigen Prozessen, besonders solchen von größerer Malignität, auch so zu sein, daß hier die Gefäßwand nicht geschont wird und sich der Tumor längs derselben fortschiebt. Es ist daher nicht der Charakter des Tumors maßgebend, sondern seine Gut- bzw. Bösartigkeit, die das eigenartige Wachstum bedingt. Ähnliches sah ich auch in einem Falle Mc. PHERSONS.

Das Wesentliche des vorliegenden Falles erscheint meines Erachtens in zwei Tatsachen gelegen. Erstens in der Tatsache, daß wir hier ein ganz frühes Stadium des Medulloblastoms aus absolut tiefstehenden undifferenzierten Elementen vor uns haben und zweitens, daß wir sehen, wie sich der Tumor entwickelt. Er ist so jung und noch so in Entwicklung begriffen, daß wir sowohl den Ausgangspunkt als die Art seines Werdens histologisch verfolgen können. Sein Ausgangspunkt ist die äußere Kornzellschicht, die OBERSTEINERsche Schicht, jene Schicht indifferenter Zellen, die wenige Monate nach der Geburt schwindet, hier aber noch im 10. Lebensjahr in Spuren vorhanden ist, und man sieht, wie von dieser Schicht aus die Tumorzellen entlang der Gefäße oder auch direkt durch die Molekularschicht in die Kornzellschicht hinwandern, um sich dort zu massieren und den Tumor zu bilden. Wir sehen hier also die Wanderung der Tumorzellen offenbar in derselben Weise ablaufen, wie jene der Zellen zu ihrer definitiven Stelle im Embryonalleben. Wir sehen hier den Keim, der gar nicht versprengt, sondern einfach erhalten geblieben ist, und wir können wohl annehmen, daß seine Ausschaltung oder der Reiz, den er notwendig hatte, um sich so rasch und so unsystematisch zu vermehren, von dem vorangegangenen Trauma abhängt. Hier bestand ein Keim, der in irgendeiner Korrelation zu dem gebildeten Organ stand und daneben seine Proliferationsfähigkeit besaß. Und da jede andere Ursache hier zu fehlen scheint und sich dieser Tumor unmittelbar an das Trauma anschloß, so muß man mit einer gewissen Berechtigung dieses in ätiologische Beziehung zum Tumor bringen, in der Weise, daß der Keim aus seiner fixen Bindung ausgeschaltet wurde. Ich bin mir bewußt, daß es viele Einwände geben wird, berechtigte Einwände, die man gegen diese allzu sichere Fassung wird erheben können. Aber ich habe mir selbst eine Unzahl von Einwänden gemacht und bin doch letzten Endes immer wieder dahin gelangt, den Tumor von der äußeren Körnerschicht, der OBERSTEINERschen Schicht, entstehen zu lassen. Denn man kann nicht gut annehmen, daß der Tumor von innen nach außen zu wächst und daß die Tumorzellen gerade nur an der Außenfläche der Molekularschicht sich ansiedeln, besonders an Stellen, wo von einer Tumorbildung, ja selbst von einer Progression oder Infiltration gar keine Rede ist. Auch das Verhalten der Meningen hat es mir schwer gemacht, hier eine absolut sichere Entscheidung zu treffen (Sarkom?). Aber an einzelnen Stellen ist der Prozeß doch so, daß man keinen Zweifel an der hier vorgetragenen Auffassung wird haben können.

Wir sehen also hier die Kombination einer erhaltengebliebenen Keimschicht, einer embryonalen Bildung, einer Keimschicht, die offenbar durch ein Trauma zur Proliferation gebracht wurde und

deren Wachstum, schrankenlos geworden, die Tumorbildung herbei-
geführt hat.

Fall 2. G. W., 29 Jahre alt, Private. Aus der Anamnese sei hervorgehoben, daß die Pat. hereditär nicht belastet, ein schwaches Kind war,
im 4. Lebensjahr Keuchhusten, im 8. Masern und Rötel überstanden hat
und öfters Anginen und Husten hatte. Im 9. Lebensjahr erlitt sie durch
Sturz auf der Straße einen Kieferbruch mit nachfolgender Eiterung. Damals
bestand, obwohl das nachträglich nicht absolut sicherzustellen war, auch
eine Hirnerschütterung. Mit 12 Jahren überstand sie ein Panaratium. Mit
21 Jahren (1921) wurde ihr ein Papillom aus der Nase entfernt. Um diese
Zeit klagte die Pat. über Kopfschmerzen, bald stärker, bald schwächer.
Sie wurde einer Quarzlampenbestrahlung unterzogen und es traten im Anschluß daran epileptische Anfälle auf, die so heftig waren, daß die behandelnden
Ärzte an eine Meningitis dachten. Als aber der Zustand längere Zeit währte,
nahm man eine tuberkulöse Erkrankung an. Es besserte sich aber der Zustand
etwa nach 8 Monaten. Dann trat ein Schnupfen auf, worauf die Anfälle
neuerlich aufflackerten. Vom 22. bis 24. Jahr hatte die Pat. Ruhe. Damals
erkrankte sie an einer Grippe. Es traten die Anfälle neuerlich auf und gingen
nicht mehr zurück. Während sie aber früher generell waren, beschränkten
sie sich jetzt auf das Gesicht und waren mit Speichelfluß und gelegentlich
mit Benommenheit verbunden. Die Gesichtszuckungen waren vorwiegend
rechts. *Seit Mai 1924* wurden die Kopfschmerzen immer stärker und steigerten
sich trotz Röntgenbehandlung immer mehr und mehr, *Ende September 1924*
trat bei der Pat. ein Gefühl auf, als ob das linke Augenlid, Wange, Zunge
und Lippen aufgeblasen seien. Die Krämpfe traten vorwiegend auf der
rechten Seite auf, sollen aber Ende September an Intensität und Häufigkeit
nachgelassen haben. Bei den Kopfschmerzanfällen wird der Kopf in den
Nacken gezogen und ist auch sonst in ständiger zuckender Bewegung.

Anfangs Oktober 1924 Temperaturanstieg (37,5), Große Anfälle mit
Bewußtseinsverlust und allgemeinen Zuckungen finden sich nur in Inter-
vallen von 6 bis 8 Wochen. Außer den Kopfschmerzen klagt die Pat. über
eine starke Herabsetzung des Sehvermögens links. Seit einer Reihe von
Jahren sind auch die Menses unregelmäßig geworden. Die Pat. hat eine
Schmierkur absolviert, die ohne Erfolg blieb.

Aus dem objektiven Befund soll nur das Positive hervorgehoben werden.
Der Schädel ist links vorn ein wenig druck- und klopfempfindlich. Rechts
mäßige Mundfazialisparese, links Spur Nystagmus. Die Lichtreaktion der
Pupillen links ein wenig schlechter als rechts. Die Uvula ebenso wie die Zunge
beim Vorstrecken nach links abweichend. Lunge, Herz und Abdominal-
organe frei. Die Sehnenreflexe der o. E. sind eher etwas herabgesetzt, die
der u. E. gesteigert. Keine Pyramidenzeichen. Der Augenhintergrund zeigt
rechts eine hochgradige Stauungspapille etwa 3 bis 4 Dioptrien, mit Hämorrhagien. Links ist die Papille verwaschen, aber die Gefäße normal. Der Visus
ist rechts normal, links sind die Finger nur mehr auf 1 m erkennbar.

Der Umstand, daß die Pat. in der letzten Zeit hauptsächlich Krämpfe
im rechten Fazialisgebiet hatte, die Klopfempfindlichkeit des Schädels links
vorne, der Mangel sonstiger Symptome ließ einen Tumor in der Nähe des
Fazialiszentrums links annehmen.

Die am 14. X. 1924 von Prof. EISELSBERG vorgenommene Operation
ließ nach Aufklappung des Schädels links fronto-parietal einen diffus in die
Umgebung übergehenden Tumor wahrnehmen, was allerdings nur aus der

Differenz der Konsistenz und einer gewissen Verfärbung erkennbar war. Es wurde ein Stück des Tumors entfernt und wegen Aussichtslosigkeit eines radikalen Eingriffs eine Fortsetzung der Operation abgelehnt.

Während die Kranke vor der Operation keinerlei Erscheinungen zeigte, traten nach derselben, trotzdem kaum eine Blutung vorhanden war, eine vollkommene Parese der rechten Seite und eine Sprachstörung auf. Vier Tage nach dem operativen Eingriff beginnt die Sprache langsam wieder deutlicher zu werden, die rechte Hand und der rechte Fuß werden ein wenig bewegt.

Am 5. XI. 1924 setzt sich die Pat. bereits im Bett auf. Sie zeigt nur mehr eine leichte motorische Aphasie in Rückbildung und auch die Extremitätenparese hat sich bereits gebessert.

Am 8. XI. 1924 tritt ein epileptischer Anfall auf. Die Anfälle wiederholen sich in den nächsten Tagen, stehen aber nach Ablassung von 60 ccm Liquor.

Am 26. XI. 1924 wird die Pat. mit Röntgenstrahlen behandelt. Sie ist jetzt dauernd frei von Anfällen. Die Sprachstörung ist nur mehr gering. Der Augenbefund vom

19. XII. 1924 ergibt eine regressive Stauungspapille mit Übergang in Atrophie.

Am 23. XII. 1924 entlassen, geht die Pat. bereits herum, hat keine Kopfschmerzen, nur eine deutliche spastische Parese der rechten Seite ohne Sprachstörung. Sie wird dann zwecks Röntgenbehandlung neuerdings

am 22. I. 1925 aufgenommen. Ihr Zustand bessert sich zusehends und sie bleibt bis Anfang Juli 1926 in häuslicher Pflege. In der Zwischenzeit befindet sie sich sehr wohl. Erst seit *Ende Juni* 1926 klagt sie über Kopfschmerzen am linken Jochbogen und hinter dem linken Ohr sowie Schmerzen in der Stirn. Es tritt dann ein epileptischer Anfall auf. Die Pat. wird sofort neuerdings an die Klinik gebracht.

Am 6. VII. 1926 ließ sich nur eine leichte rechtsseitige Parese, eine gewisse Apathie nachweisen und eine undeutliche Pulsation an der linken Scheitel- und Schläfegegend. Früher war, wie die Mutter angibt, die Partie der Operation mehr eingesunken als jetzt. Der Augenspiegelbefund ergibt keine Zeichen neuerlicher Drucksteigerung.

Am 7. VII. 1926 wird die Pat. neuerlich bestrahlt und seit dem *17. VII.* hat sie keine Kopfschmerzen und keinen Anfall mehr.

Erst im Juni 1927 begann die Pat. den rechten Fuß nachzuschleifen. Das verschlimmerte sich so rasch, daß sie gegen Mitte August nicht mehr stehen konnte, während sie früher stundenlang spazieren ging. Es traten wieder Anfälle auf, die diesmal mehr einem Zittern der rechten Extremität entsprachen. Auch die Kopfschmerzen wurden heftiger. Links wölbte sich die Partie über dem Ventil vor. Die Pat. wird apathisch, inkontinent. Es läßt sich weiter nichts konstatieren als die schon erwähnte Rechtsparese und es zeigt sich am Augenbefund, daß das rechte Auge praktisch normal, das linke Auge leichte Blässe der Papillen, unsichere Atrophie aufweist. Der Zustand der Pat. verschlechtert sich zusehends. Sie ist sehr apathisch, bekommt hypertonische Kochsalzlösung intravenös. Der Puls wird klein und frequent und am *12. IX.* — die Pat. war am *30. VIII.* aufgenommen worden — erfolgte unter zunehmendem Kräfteverfall der Exitus letalis.

Obduktion: Im Gehirnschädel im Bereiche der linken Schläfe-Scheitelgegend ein überhandtellergroßer, älterer, operativer Defekt. Die Dura mater ist mit den Rändern dieses Knochendefektes fest verwachsen und durch

Einlagerung von stellenweise bis 2 mm dicken Knochenlamellen verdickt. Die Eröffnung des Schädels und die Untersuchung des Gehirns erfolgt nach Formolhärtung nach Injektion von den inneren Carotiden aus. Die linke Hirnhemisphäre ist, wie die drei in der Schläfelappengegend angelegten Frontalschnitte zeigen, anscheinend durch Tumorgewebe stark vergrößert, in der Umgebung dieser weißlichgelben Geschwulstmassen ist die Hirnsubstanz scheinbar erweicht und von Blutungen durchsetzt; stellenweise kleine zystische Hohlräume. Das Gehirn wird zur histologischen Untersuchung dem neurologischen Institut überlassen.

Histologischer Befund: Faserarmes, polymorphzelliges Gliom. Gehirnsubstanz der Umgebung ödematös.

Die histologische Untersuchung, die aus den verschiedensten Teilen des Tumors vorgenommen wurde, ergibt zunächst ganz allgemein, daß es sich um ein von zahlreichen Zysten durchsetztes Gliom handelt. Außerdem ist dieses Gliom sehr gefäßreich. An einzelnen Stellen ist dieser Gefäßreichtum besonders in die Augen fallend, an anderen wieder läßt sich derselbe weniger deutlich erweisen. Doch gibt es kaum eine Stelle, die nicht entsprechend vaskularisiert wäre. Es handelt sich dabei zumeist um gestaute Venen; aber auch Arterien sind reichlich vorhanden und zeigen auffällig dicke Wandungen, zum Teil homogenisiert, in welche Tumorzellen eingewachsen sind.

Bevor ich noch auf die Konstitution des Tumors zu sprechen komme, möchte ich nur erwähnen, daß er nach der einen Seite hin gegen die Dura zu vorgewachsen ist. Hier zeigt sich ein narbiges Gewebe, nekrotisch, von Gefäßen und homogenen Massen durchsetzt, die wie hyalin aussehen, aber kein fädiges Netzwerk im Innern erkennen lassen. Dem Wachstum nach sieht man in der Umgebung des Tumors ein nicht normales Nervengewebe, das teilweise wie eine dichte gliöse Narbe aussieht, teilweise wie ein Status cribratus mit großen Spinnenzellen und dicken Fibrillen. Stellenweise gehen in dieses narbige Gewebe, das auch zystös verändert ist, Tumormassen ein und es ist auffallend, wie weit gegen den Tumor derartige Narben zu sehen sind. Stellenweise kann man in der Narbe blutpigmenthaltige Zellen wahrnehmen.

Was nun die Zellen des Tumors selbst anlangt, so sind sie der Mehrzahl nach klein, mit dunklem Kern, dem Charakter nach am ehesten Astroblasten. An anderer Stelle des Tumors tritt jedoch eine gewisse Progression hervor und man kann hier Zellen sehen, die fast vollentwickelten Astrozyten gleichen. Und mitten im Tumor, nicht etwa in der Gegend von Nekrosen, finden sich große bläschenförmige Gliazellen mit randgestelltem Kern. An anderen Stellen des Tumors kann man wiederum bipolare Spongioblasten in großer Menge palissadenförmig angeordnet wahrnehmen. Es unterliegt keinem Zweifel, daß man diesen Tumor am ehesten der Gruppe der multiformen Spongioblastome anreihen kann. Er enthält Gliazellen in der verschiedensten Form, was besonders an HEIDENHAIN- oder BIELSCHOWSKI-Präparaten hervortritt. Diese Gliazellen betreffen auch verschiedene Reifestadien bis zur vollausgereiften Zelle und verschiedene dieser Zellen sind dysplastisch. Während die einen sich dem Charakter der Körnchenzellen nähern, rundlich sind, mit randgestelltem Kern, ohne jedoch im Innern lipoide Substanz aufzuweisen, zeigen die anderen ganz bizarre Formen mit Kernen, die keinerlei wie immer geartete Teilung erkennen lassen oder mit mehreren amitotisch geteilten Kernen.

Von großer Bedeutung erscheint neben den Gefäßen das Verhalten der im Gewebe befindlichen Zysten. Man kann ganz deutlich zwei Gruppen derselben unterscheiden. Die eine Gruppe der Zysten scheint aus dem nekrotischen Gewebe hervorzugehen. Ihre Wand ist Kompressionsglia. An einzelnen dieser Zysten, die sich vielfach in der Nähe der Peripherie des Tumors befinden, kann man ein dünnes Häutchen wahrnehmen, das offenbar ein Niederschlag des Zysteninhaltes darstellt, denn es zeigt sich in diesem Häutchen nirgends auch nur eine Spur von Struktur. Eine zweite Gruppe von Zysten aber zeigt ein ganz anderes Verhalten. Diese zweite Gruppe von Zysten ist gewöhnlich klein; mitunter liegt eine ganze Reihe solcher Zysten nebeneinander (Abb. 7). Man hat dann den Eindruck, als ob es sich um ein

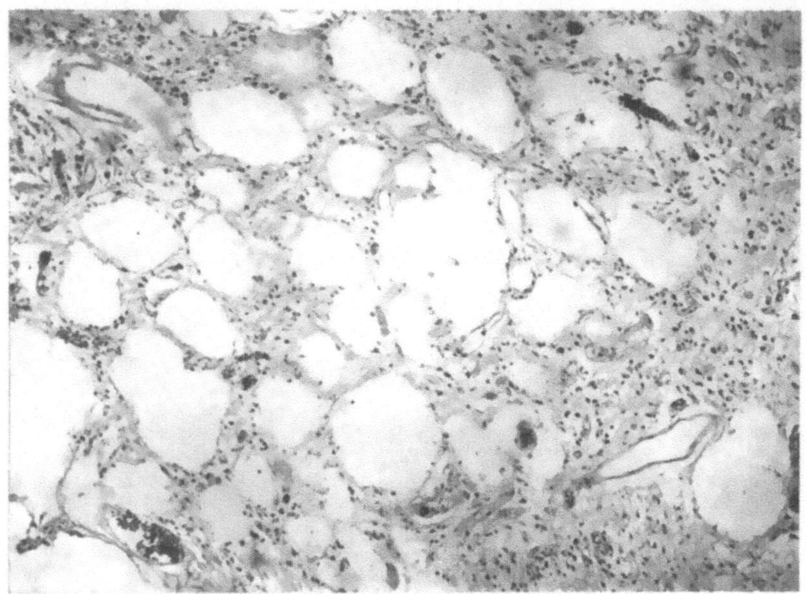

Abb. 7. Kleine Zysten ähnlich jenen in Ependymgliomen.

Ependymgliom handeln würde. Die Zysten zeigen nur einzelne Zellen in der Wand, ungefähr in der gleichen Weise wie beim Ependymgliom. Wenn die Zysten größer sind, so kann man allerdings nicht in allen, aber in einem Teil an der Wand eigenartige Zellen finden (Abb. 8 und 9). Sie sind deutlich epithelialer Natur und stehen ungefähr zwischen dem Neuroepithel und jungen Ependymzellen. Diese Zellen, die, wie gesagt, schwer darzustellen sind, weil sie nur stellenweise die Wand einer Zyste bilden, können auch manchmal in Haufen nebeneinander gelegen sein. Das Wichtigste ist, daß sich ihre Kerne ganz wesentlich von den Kernen der Gliazellen, die den Tumor selbst zusammensetzen, unterscheiden. Sie sind bläschenförmig, zeigen feinste Ependymgranulation, mit einem Wort, haben alle Charaktere epithelialer Zellen.

Es ist oft schwer, die zwei Formen der Zysten voneinander zu differenzieren, da in der Mehrzahl der Fälle diese Zellhäufchen der Zystenwand vollständig abgerissen sind. Aber wo man sie sieht, ist kein Zweifel über die Natur derselben möglich. Dort, wo es sich um eine Summe von kleinen Zysten handelt, ist man jedoch nicht mehr in der Lage, aus den die Zysten-

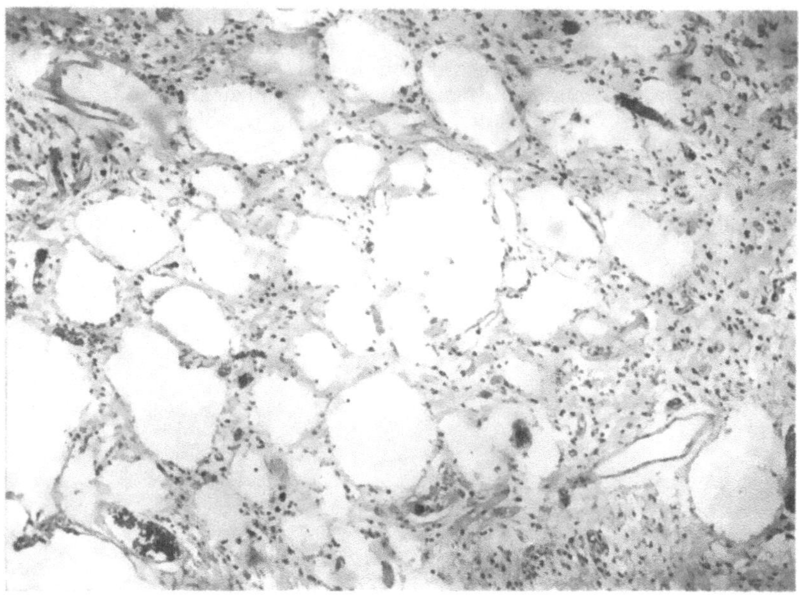

Abb. 8. Zystenwand. Neuroepithelähnliche Zellen in Umwandlung in
Tumorzellen.

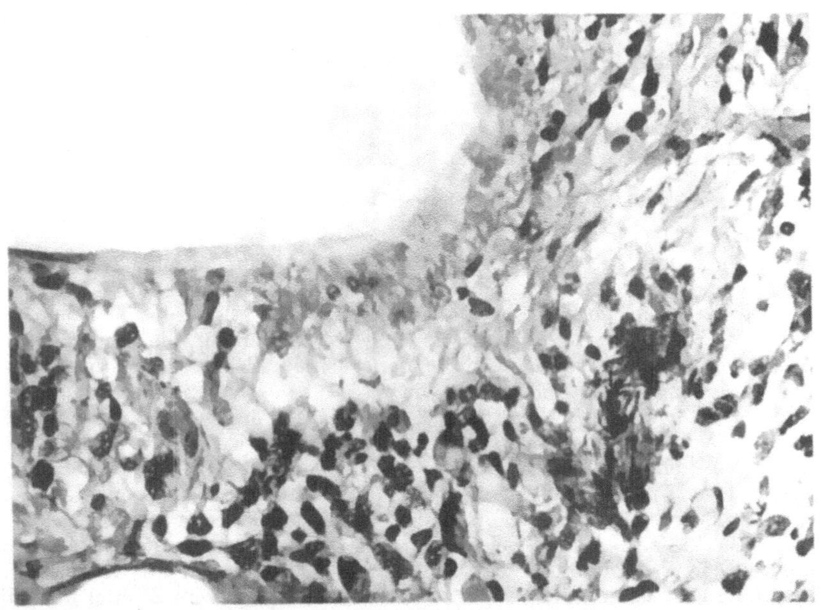

Abb. 9. Die Wandzellen der Zyste; undeutlicher Übergang in Tumorzellen.

wand umgebenden Zellen einen sicheren Rückschluß auf ihre Herkunft zu machen. Nur sieht man auch hier in der Umgebung noch Zellen mit hellen bläschenförmigen Kernen, die sich vollständig von denen differenzieren, welche mit den dunklen Kernen die Hauptmasse des Tumors ausmachen.

Es genügt in diesem Falle nicht, eine oder zwei Partien des Tumors miteinander zu vergleichen, sondern man muß tatsächlich von den verschiedensten Stellen des Tumors Schnitte untersuchen, um sich eine Vorstellung von der Zusammensetzung desselben zu machen.

Es konnten leider nur mehr an dem alten Material Schnitte, die mit Hämalaun-Eosin, van Gieson, Azokarmin, Heidenhain, Bielschowsky gefärbt waren, untersucht werden. Aber es gelang, an diesen Präparaten doch eine gewisse Einsicht in die Zusammensetzung des Tumors zu erlangen.

Das, was absolut sichersteht, ist, daß es sich um ein echtes Gliom handelt, aber ein Gliom, das nicht eine Zusammensetzung aus einer bestimmten Zellform erkennen läßt, sondern das man am ehesten als Glioblastoma multiforme bezeichnen muß. Was jedoch dieses Glioblastom besonders charakterisiert, ist das Auftreten von dysplastischen Gliazellen, deren eine Gruppe sich den phagozytären Elementen der Glia nähert, deren andere Gruppe monströse Bildungen darstellt.

Dieser Fall ist darum anders zu bewerten, weil er operiert wurde, und zweitens, weil der Tumor jahrelang bestrahlt wurde und wir möglicherweise, trotzdem ich das seinerzeit abgelehnt habe, doch in den eigentümlichen Zellen der letzten beiden Arten vielleicht Folgezustände der Bestrahlung vor uns haben, bzw. der Narbenbildung, die sich im Tumor selbst ganz deutlich zeigt. Allerdings kann man die großen runden Zellen im Tumor an Stellen finden, wo absolut von Narbenbildung nicht die Rede ist.

Es verschlägt nichts, daß an Stellen, wo die Gefäße, die sehr reichlich im Tumor vorhanden sind und die, wie die blutpigmenthaltigen Zellen beweisen, zu Hämorrhagien Veranlassung gegeben haben, bereits Zeichen schwerer Degeneration zeigen, von Tumorzellen durchsetzt werden.

Das Wesentlichste dieses Falles sehe ich aber in der Zystenbildung, wobei hier kein Zweifel obwaltet, daß diese Zysten verschiedener Natur sind. Die eine Gruppe der Zysten muß als Erweichungszysten bezeichnet werden. Die Nähe schwer degenerierter Gefäße, der zackige unregelmäßige Rand, zum Teil aus komprimierter Glia bestehend, das homogen gefärbte hyaline glasige Innenhäutchen sprechen dafür. Allerdings kann man dort, wo diese kleinen Zysten offenbar durch einen Druck von innen größer werden, diese Endothelien flacher werden sehen und schließlich schwinden sie, wobei sich eine derbe Wand komprimierter Glia bildet (Abb. 10). Mitten im Tumor finden sich kleinere Zysten, die deutlich rundlich sind, stellenweise wie ein Wabenwerk angeordnet, stellenweise aber isoliert sind. In der Wand einzelner dieser Zysten im Innern dieses Tumors sieht man nun Zellen, die dem Ependym oder noch besser dem Neuroepithel nahestehen. Sie bilden mitunter einen einzelligen Belag

oder sind stellenweise gehäuft in der Wand der Zyste zu finden. Und
es ist nicht ohne Interesse, daß dort, wo die wabenartigen kleinen Zysten
vorhanden sind, die die Wand bildenden Zellen ganz ähnliche helle bläschenförmige Kerne aufweisen, wie sie die kubischen, eben geschilderten
Zellen zeigen.

Ich habe Ähnliches in den kleinen Ependymgliomen gesehen, die
mitunter warzenartig den Ventrikeln aufsitzen, und muß aus dem eben

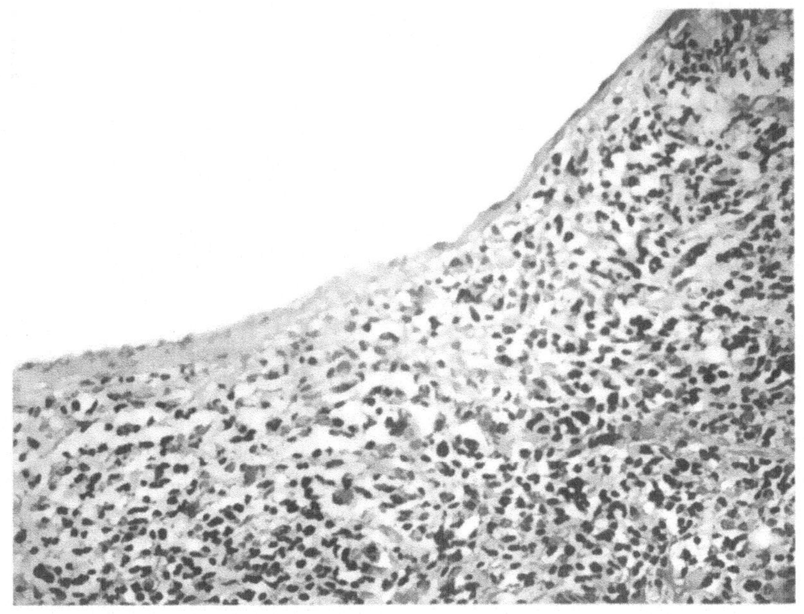

Abb. 10. Zystenwand. Die Wandzellen größtenteils geschwunden. Die Tumorentwicklung weiter vorgeschritten. (Größere Zyste).

Angeführten schließen, daß es sich bei diesen Zystenwandungen, die
ich bereits in meinen früheren Arbeiten sehr eingehend studiert habe,
um Neuroepithel bzw. dem Ependym nahestehende Zellen handelt.
Wir haben also hier wiederum die Koinzidenz eines Anlagefehlers mit
einem Trauma, wobei diesmal der Anlagefehler nicht in der Persistenz
einer fötalen Matrixzellgruppe besteht, sondern in dem Vorhandensein
von Schläuchen, die mit einem dem Neuroepithel nahestehenden Zellmaterial bekleidet sind, einem Zellmaterial, das offenbar gleichfalls
noch jene Entwicklungspotenz besitzt, die ihm ermöglicht, Gliazellen
der verschiedensten Art zu produzieren. Das kann man an den Präparaten
zum Teil noch erkennen. Wissen wir doch, daß selbst reife Ependymzellen sich in Gliazellen umwandeln können (Syringomyelie), während

das Umgekehrte, daß die Gliazellen eventuell den Charakter von Ependymzellen annehmen können, wie ich das seinerzeit ausgeführt habe, nicht möglich ist.

Es handelt sich also hier in diesem Fall um die Entstehung eines Glioms etwa in dem Sinne, wie Ströbe es seinerzeit ausgeführt hat, analog wohl auch Saxer, eines Glioms, das sich auf dem Boden von Ependymschläuchen oder Schläuchen, die vom Neuralrohr in frühester Entwicklungsphase abgesprengt wurden, ausgegangen ist. Den Anlaß aber zur Entwicklung dieses Tumors sehen wir in dem Trauma, das die Patientin erlitten hat, ein Trauma, das allerdings viel mehr zurückliegt als jenes im ersten Fall.

An der Tatsache des Zusammenvorkommens epithelausgekleideter Zysten und eines Glioblastoma multiforme ist jedoch angesichts dieses Falles nicht zu zweifeln, ebensowenig an der Tatsache, daß der Entwicklung des Tumors ein Trauma vorangegangen ist, wobei ich absolut nicht Wert darauf lege, daß das Trauma ungewöhnlich lange Zeit vorher erfolgt ist. Denn ich habe einwandfreie Fälle von Gliomen gesehen, bei denen der Tumor sich an der Stelle des Traumas erst viele Jahre nach demselben entwickelt hat. Der eine Fall, der besonders signifikant war und leider nicht zur Obduktion gekommen ist, war bioptisch gleichfalls ein Zystengliom.

Fall 3. *R. H.*, 11 *Jahre alter Knabe.* Das Kind stammt aus gesunder Familie, in der keinerlei Nervenkrankheiten bestanden.

Im Oktober 1929 wurden die Rachenmandeln entfernt; anschließend daran trat Mumps und Diphtherie auf. Vorher schon hatte er Keuchhusten. Durch Unvorsichtigkeit des Stiefbruders wurde das Kind im August 1922 durch einen Schuß verletzt. Das Projektil drang vorn median an der Nasenwurzel in den Schädel. Der Knabe war kurze Zeit im Krankenhaus in Behandlung und zeigte weiters keine Folgeerscheinungen. Im Jahre 1927 bemerkte der Vater, daß die rechte Schläfe des Kindes ein wenig stärker vorgewölbt war als die linke. Diese Wölbung verstärkte sich im folgenden Jahr und wurde schließlich zu einer vorspringenden Geschwulst, die zusehends wuchs, ohne dem Kinde Beschwerden zu bereiten. Sie fühlte sich sehr hart an und da sie in der letzten Zeit beträchtlich zunahm, wurde das Kind im Februar 1930 in die Ambulanz der I. chirurgischen Klinik gebracht. Die damalige Röntgenuntersuchung ergab den Verdacht auf ein altes organisiertes Hämatom. Mit Rücksicht darauf wurde ein komplizierender Hydrozephalus angenommen und eine Röntgenbehandlung in Betracht gezogen. Im Juni des gleichen Jahres begann das Kind zu erbrechen, was die Annahme eines Hydrozephalus zu stützen schien, worauf dann die Röntgenbestrahlung durchgeführt wurde. Da die Geschwulst weiterwächst, wurde der Pat. an die chirurgische Klinik aufgenommen.

Der Nervenbefund war damals vollständig negativ. Es fand sich nur über dem rechten Schläfenbein und dem unteren Anteil des Scheitelbeins entsprechend, eine fast vom lateralen Orbitalrand bis vor den Ansatz der Ohrmuschel reichende, etwa 6 cm im Durchmesser haltende, fast kreisrunde, ziemlich scharf umgrenzte unverschiebliche Geschwulst von knochenharter Konsistenz. An keiner Stelle war diese Geschwulst druck- oder klopfempfindlich. An der Nasenwurzel findet sich die zirka $^1/_2$ cm im Durchmesser betragende, leicht eingesunkene Narbe, die von der Schußverletzung herrührt.

Die genaue Röntgenuntersuchung vom 12. IX. 1930 ergab, daß im Clivus etwas rechts von der Mittellinie ein Revolverprojektil vorhanden ist, das scharf abgegrenzt und nicht deformiert ist. Die Durchtrittsstelle des Projektils ist gleichfalls rechts nahe der Mittellinie unter dem Boden der vorderen Schädelgrube. Mit Rücksicht auf den Röntgenbefund muß man annehmen, daß das Projektil längs der Schädelbasis extrakranial an den Clivus gelangt ist und sich offenbar dort gedreht hat, da die Spitze nach oben sieht. Der Umstand, daß das Geschoß keinerlei Deformation aufweist, spricht dafür, daß es sich um ein Stahlmantelgeschoß gehandelt hat.

Im Bereiche des rechten Temporalknochens und der untersten Partie des rechten Scheitelbeins eine scharf begrenzte bogenförmige Vorwölbung der Lamina externa. Die Diploe ist bis 1 cm verbreitert, die Lamina externa und interna hochgradig verdünnt, an keiner Stelle unterbrochen. Vorwiegend die Lamina externa erscheint vorgewölbt und besonders verdünnt. Der Röntgenologe (Prof. SGALITZER) nimmt einen raumbeengenden Prozeß des Schädels an, der im Bereiche der Diploe sich entwickelt, ohne daß ein Anhaltspunkt für die Malignität besteht.

Der übrige Befund war, bis auf den des Augenhintergrundes, negativ. Es fanden sich die Papillen leicht geschwollen, und zwar nasal bis zu 3 Dioptrien Differenz, Begleitstreifen der Gefäße innerhalb der Papillen, die Gesichtsfeldgrenze und der Visus sowie der Fundus normal.

Am 18. IX. 1930 wurde der Tumor exstirpiert (Prof. DEMEL). In leichter Äthernarkose wird durch einen bogenförmigen Schnitt entsprechend dem rechten Os parietale und temporale ein Hautlappen umschnitten, samt dem Periost abgeschoben und der Knochen dargestellt. Nirgends eine Usur der Corticalis externa. Oberfläche des Knochens sehr höckerig. Beim Anlegen eines Bohrloches mit der elektrischen Fraise merkt man, daß der Knochen an dieser Stelle fast papierdünn ist; er wird im Ausmaße eines Handtellers abgetragen, worauf sich eine weiche, pulsierende Geschwulst, von *Dura überzogen*, vorwölbt. Man muß an das Cerebrum bzw. an einen ganz großen Hirntumor denken. Nach Inzision der Dura wird auch eine an Gliom erinnernde Masse dargestellt, an deren Oberfläche die Zeichnung der Gehirnwindungen vollkommen fehlt. Die Farbe ist graugelb. Es gelingt mit den Fingern entsprechend der hinteren Zirkumferenz die Grenze zwischen dem normalen und pathologischen Gehirngewebe zu finden, worauf unter vorsichtigem Vorgehen eine über mannsfaustgroße, 250 g wiegende Geschwulst entfernt wird, die entsprechend dem unteren Anteil des Parietallappens dem hinteren Anteil des frontalen und zum größten Teil dem Temporallappen angehört hat. Bei der Entfernung der Geschwulst wurde der Ventrikel nicht eröffnet und es kam auch zu keiner nennenswerten Blutung. Die geringe parenchymatöse Blutung steht auf Coagulentupfer. Da das Projektil im Knochen sitzt, wird gar nicht darnach gesucht, sondern die Dura exakt genäht und ebenso die Weichteillappen zurückgeklappt und genäht. Am Schluß der Operation erhält der Pat. 300 ccm intravenöse Kochsalzlösung.

Es wurde mir ein erbsengroßes Stück des Tumors zur Untersuchung überlassen und schon damals zeigte sich an dem kleinen Stückchen eine eigentümliche Differenz im Aufbau. Die Randpartien zeigten Zellen, die dem Mesenchym nahestehen: spindelig mit blassen, ganz verschieden gestalteten Kernen, die oft längs oval, oft ganz bizarr geformt erscheinen. Daneben zeigte sich typisches Gliagewebe, das aber keinesfalls ausgereift war. Die Mehrzahl der Zellen sind rund und haben ein kaum erkennbares Protoplasmahäutchen. Es gibt aber darunter auch Zellen, die beinahe Astroblastencharakter besitzen.

Die Heilung erfolgte per primam. Eine nach dem Eingriff aufgetretene Fazialislähmung der linken Seite ging rasch zurück. Nur der Mundfazialis zeigte eine minimale Parese. Die Besserung schritt fort und am 11. X. 1930 wird der Pat. entlassen. Dabei zeigte sich — abgesehen von der leichten Fazialisparese — der Fundus oculi insoweit verändert, als jetzt eine atrophische Stauungspapille nachzuweisen war, bei normalem Visus.

Der Pat. wird mit einer passenden Aluminiumpelotte entlassen und aufgefordert, sich nach 14 Tagen an der Klinik vorzustellen. Der damals (am 24. X. 1930) erhobene Augenbefund ergab regressive Stauungspapille mit geringer noch bestehender Niveaudifferenz hauptsächlich der nasalen Papillenhälfte. Visus und Gesichtsfeld normal. Am 28. XI. 1930 war auch diese minimale Schwellung der nasalen Papillenhälfte gegenüber dem früheren Befunde zurückgegangen, war aber rechts deutlich stärker als links.

Ich sah den Kranken in der Folgezeit wiederholt und konnte mich nur von seinem absoluten Wohlbefinden überzeugen. Da wurde er am 12. IV. 1931 neuerdings an die Klinik eingeliefert. Er war von einem Radfahrer niedergestoßen und von der Rettungsgesellschaft an die Unfallstation gebracht worden. Es bestand keine Bewußtlosigkeit, kein Erbrechen, keine retrograde Amnesie. Die Narbe nach der Tumorexstirpation zeigte an der unteren Circumferenz ein zirka nußgroßes Rezidivgeschwür. Durch das Trauma war eine tiefe Rißquetschwunde an dieser Stelle entstanden mit Ödem der Nase und beider Augenlider, Hämatombildung, Rißquetschwunde am rechten Oberschenkel, kleine Rißwunde an der linken Patella, mehrere Exkoriationen im Gesicht. Die Wunde an der Stirn wurde genäht und der Knabe bekam eine Tetanus-Antitoxininjektion. Am 18. IV. 1931 trat eine leichte Bronchitis auf, die aber bald schwand. Am 19. IV. 1931 Serumexanthem. Der damals erhobene Augenbefund der Klinik Prof. MELLER ergab, daß die Papillen noch immer unscharf begrenzt und prominent waren, hauptsächlich nasal, temporal etwas abgeblaßt. Reizung der Conjunctiva einer Dermatitis entsprechend.

Nachdem am 21. IV. 1931 die Klammern entfernt wurden, fühlte sich der Pat. wohl und kann am 25. IV. 1931 bereits das Bett verlassen. Am 7. V. 1931 zeigt sich auch am Augenhintergrund nur mehr eine leichte Abblassung der temporalen Papillenhälfte nach Stauung; doch sind die Papillen jetzt scharf begrenzt. Der Visus ist auf jedem Auge 6/4.

Der Röntgenbefund, der damals aufgenommen wurde, zeigt, daß rechts eine Schädelbasisfraktur vorliegt. Die Frakturlinie durchsetzt den vorderen Abschnitt der rechten Schläfenbeinschuppe und setzt sich weiter auf den Processus pterygoideus fort. Die Frakturlinie ist sehr schmal und verläuft in ungefähr gerader Richtung von oben nach abwärts. Der Pat. kann am 13. V. 1931 das Spital verlassen.

Am 12. II. 1932 habe ich ihn neuerlich untersucht. Es war acht Tage vorher eine plötzliche Schwäche im linken Bein und Arm aufgetreten. Der Pat. schleift beim Gehen den Fuß etwas nach und auch die Funktionen des Arms sind eingeschränkt. Er ist sonst völlig beschwerdefrei, hatte keine Kopfschmerzen. Der Augenbefund war normal. Das Kind lernt in der Schule gut und war in seinem Wesen völlig einem normalen Kind gleich.

Der neurologische Befund ergibt: Links Mundfazialisparese, Parese des linken Arms, Bewegungen in allen Gelenken etwas eingeschränkt, auffallende Schwäche des Arms. Die Reflexe sind vorhanden, aber keineswegs lebhaft. Der linke Bauchdeckenreflex etwas herabgesetzt. Das linke Bein zeigt eine schlaffe Parese bei relativ normalen Reflexen aber positivem Babinski und positivem Rossolimoreflex. Es zeigt sich bereits eine Andeutung von Spitzenfußstellung.

Es wurde damals ein Rezidivtumor angenommen und der Pat. am 18. II. 1932 neuerlich operiert. Entsprechend der alten Operationsnarbe wurde an der rechten Schläfe die Haut inzidiert und die Dura freigelegt. Mit einem T-Schnitt wird diese eröffnet und ein großer diffuser Tumor, der mit der Dura verwachsen ist und in die Tiefe reicht, freigelegt. Mit Hilfe des Diathermieapparates wurde der Tumor etwas verkleinert. Aber mit Rücksicht auf seine Ausdehnung mußte die Operation abgebrochen werden.

Es trat nach dem operativen Eingriff Fieber auf und es hatte sich eine Liquorfistel gebildet. In der zweiten Hälfte des Monates Februar 1932 zeigten sich auch leichte meningitische Symptome. Der Kranke klagt über heftige Kopfschmerzen und verfiel sichtlich. Am 8. III. 1932 trat der Exitus ein.

Anatomischer Befund (Obduzent: FELLER): Etwa in der Mitte der rechten Scheitelgegend ein kleinhandtellergroßer, landkartenförmiger Substanzverlust der weichen Schädeldecken, auf dessen Grund eine fremdartige, mißfärbige, zum Teil durchblutete, weiche Aftermasse pilzförmig vorwuchert. Weitgehende Zerstörung der seitlichen Anteile des Schläfenlappens und Ersatz derselben durch ein fremdartiges, grauweißliches, von ausgedehnten unregelmäßig begrenzten zystischen Hohlräumen durchsetztes und vielfach hämatogen pigmentiertes, fremdartiges Gewebe. Auf diesem Schnitt beträgt die größte ant. post. Ausdehnung der Geschwulst 5 cm. Auf einem Frontalschnitt durch die Mitte der außen beschriebenen Geschwulstvorwölbung in der Scheitelgegend sieht man den Tumor im Gehirn in größter Ausdehnung. Er hat eine annähernd kugelige Form, sein kraniokaudaler Durchmesser beträgt 5, sein größter querer Durchmesser ebenfalls 5 cm. Die Geschwulst grenzt sich durchwegs unscharf und auch etwas unregelmäßig gegen die Hirnsubstanz ab und hat hier die lateralen Anteile des Scheitellappens fast vollkommen zerstört. Den Stammganglien nähert sich die Geschwulst bis auf 1 cm. Die Geschwulstschnittfläche besteht auch hier in ihren erhaltenen Anteilen aus einem weißlichgrauen, ziemlich homogenen Gewebe, wobei sich jedoch daneben zahlreiche unregelmäßig begrenzte Hohlräume finden, die von Blut und stellenweise auch von Eiter erfüllt sind. Die hämorrhagische Destruktion erreicht auch hier, namentlich nahe der Oberfläche der Geschwulst, einen beträchtlichen Umfang. Durch einen ungefähr $5^1/_2$ cm im kraniokaudalen Durchmesser haltenden Defekt im knöchernen Schädeldach wuchert die Geschwulstmasse aus dem Gehirn kontinuierlich nach außen weiter und erzeugt so die oben erwähnte Vorwölbung im Bereiche des Defektes der Kopfschwarte. Die bereits extrakranial gelegenen Geschwulstanteile sind fast gänzlich hämorrhagisch destruiert und zum Teil von einer Eiterung durchsetzt. Sämtliche Hirnkammern sind stark ausgeweitet und von Eiter erfüllt, dabei der rechte Seitenventrikel noch wesentlich weiter als der linke, die Mittelebene des Gehirns etwas durch die stärkere Ausdehnung und vermutlich ödematöse Schwellung der rechten Hemisphäre nach links verdrängt. Im Bereiche der Schädelbasis findet sich im Bereiche der Fossa Sylvii und der Leptomeninx Blutungen. Die Kleinhirntonsillen sind stark vorgewölbt und komprimieren von beiden Seiten her die Medulla oblongata, indem sie in das Foramen occipitale magnum hineinragen. Im Gefrierschnitt ein *spindelzelliges Gliom*.

Von den Präparaten wurde eine etwa 2 bis 3 cm breite Querscheibe (frontal) geschnitten konserviert, die mir vom pathologischen Institut der Universität zur Verfügung gestellt wurde. Der Schnitt trifft kaudal die vordersten Kleinhirnlamellen und fällt oral ungefähr in das Gebiet der hinteren Kommissur, so daß also der kaudale Pol des Tumors und nahezu die größte Entwicklung desselben in das Bereich des abgetrennten Stückes fällt. Die Ventrikel sind beiderseits erweitert, auf der rechten — das ist die Tumorseite — mehr als auf der linken. Da das Projektil rechts im Clivus gesessen ist, so ist der vordere Abschnitt natürlich der belangreichere. Es wurde die ganze ventrale Hälfte des Tumors bis ungefähr $1^1/_2$ cm von der Mittellinie entfernt, in einem geschnitten, um die Verhältnisse der Meningen zur Anschauung zu bringen. Es war natürlich wichtig, in dieser Weise vorzugehen, weil das Projektil dieser Partie am nächsten gelegen war und man auf diese Art am leichtesten nachweisen konnte, ob irgendwelche Veränderungen älterer Natur in den Meningen oder an den Grenzpartien des Gehirns nachzuweisen waren, dies um so mehr, weil gerade diese ventralen basalen Partien ganz abseits vom Operationsgebiet lagen. Schon makroskopisch sah man ventral einzelne große Lücken. Bei der histologischen Untersuchung erwiesen sich diese Lücken als schwer narbig verändertes Gewebe, wie denn überhaupt das ganze Gebiet des Ammonshorns und das Gebiet um den Ventrikel schwere narbige Veränderungen aufweisen. Das Gehirngewebe in diesem Gebiete zeigt stellenweise Aufhellungen, die dem Ganzen ein wolkiges Aussehen geben. Bei näherem Zusehen sind diese Aufhellungen gliöse Narben ohne nervöses Gewebe. Sie gehen schließlich über in eine dichte oberflächliche median gelegene Glianarbe, die zum Teil dehiszent ist. Leider finden sich perivaskulär Infiltrate, die zum Teil aus Rundzellen, zum Teil aus Eiterkörperchen bestehen. Dichtes Infiltrat auch in der Pia gerade über den medialen basalen Partien. Die Pia erscheint auffallend verbreitert und zeigt hier außer dem Infiltrat keine pathologischen Zellen. Die Narbe im Gehirn ist, wie schon erwähnt, stellenweise locker und zeigt sehr zahlreiche geblähte, auch zweikernige Astrozyten. Mitten in dieser Narbe liegt, wie eingesprengt, ein Tumor, der einen knolligen Bau zeigt und offenbar einem Zapfen des Haupttumors entspricht. Die Zellen dieses Tumors sind fast durchwegs spindelig, jedoch finden sich Brücken zwischen den Zellen, die ein lockeres Gewebe erkennen lassen, am ehesten vergleichbar mit einem gliösen Gewebe. Die Anordnung der Zellen ist keine gleichmäßige. Stellenweise sind sie in Haufen gelagert, stellenweise palissadenförmig, stellenweise sind fast nur Kerne zu sehen, wie nach einer überstürzten amitotischen Kernteilung. Das Wesentlichste ist, daß der Tumor, wenn auch nicht scharf, so doch deutlich von der Umgebung abgegrenzt ist und fast wie eine Metastase aussieht. Nur an einer Stelle sieht man, wie er gegen das Gewebe hin infiltrativ eindringt. Knapp daneben befindet sich ein zweiter Tumorzapfen, noch dichtere Zellen enthaltend, aber diesmal mehr infiltrativ wachsend. Der Bau ist fast ähnlich einem Meningiom, die Kerne auffallend licht mit wenig Chromatin aber einem scharfen Rand. Knapp neben diesem Zapfen, der, wie erwähnt, mehr als der erst geschilderte in das Gewebe infiltrativ übergeht, befindet sich ein kleinerer Zapfen, und man kann sehen, wie diese Zapfen eigentlich von den Gefäßen aus sich bilden. Immer noch ventral, auch ventral vom Ventrikel findet sich die Narbe noch deutlicher und man kann nun den Tumor, der wesentlich mächtiger geworden ist, nicht mehr von der Pia bzw. Dura abgrenzen. Es zieht die Dura als derber Strang ventralwärts, ist sowohl von innen als auch von außen von Tumormassen bedeckt. Es dringen auch Bindegewebsstränge in den Tumor ein. Aber es läßt sich nicht zeigen, daß der Tumor von der Dura ausginge. Auch zwischen den Blättern der Leptomeningen sind Inseln von Tumorzellen vorhanden.

An einem Präparat, das mit Azokarmin gefärbt ist, sieht man deutlich, daß die Dura außen und innen von Tumormassen durchsetzt ist und daß

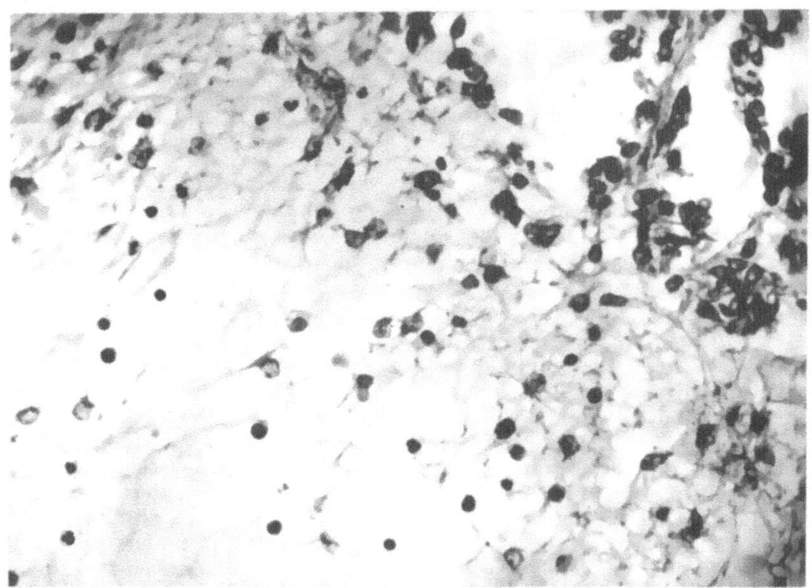

Abb. 11.   Dehiscente Narbe. Die tumorartige Zellvermehrung beginnt am Rande der Narbe.

in die oberen Tumorpartien Bindegewebsstränge einbrechen, die dem Tumor das bereits erwähnte alveoläre Aussehen geben. Auch einzelne Tumorzellen lassen selbstverständlich bei etwas intensiverer Färbung einen bläulich gefärbten Körper erkennen. Im großen ganzen aber sind sie bei Azanfärbung rötlich gefärbt. Interessant ist, daß außer dem Eiter im Ventrikel auch am Ventrikel selbst ein kleines Tumorknötchen aufsitzt. Stellenweise ist der Tumor eher gefäßreich und tendiert zu Blutungen. An seinem Rand sitzt außen ein lamellöses Gewebe, das deutlich mesenchymaler Natur ist. Auch im Innern des Tumors kann man an einzelnen Stellen ein Netzwerk von Fasern darstellen, das aber nicht bindegewebigen Charakter zeigt. Der Hauptmasse nach besteht der Tumor nur aus dicht gedrängten Kernen oder Zellen, die keine Bindegewebsfärbung erkennen lassen. An anderer Stelle, wo der Tumor an die Meninx grenzt, kann man diese scheinbar vollständig vom Tumor trennen.

Ein zweites Präparat wurde von der dorsalen Seite des Tumors entnommen, wobei die Hirnwindungen, die nicht direkt an den Tumor grenzen, makroskopisch intakt schienen. Bei der mikroskopischen Untersuchung aber zeigte sich, daß auch diese Windungen, teilweise wenigstens, narbig verändert sind, daß die Narben dehiszent bzw. zystisch sind und daß der Tumor direkt aus dem narbigen Gewebe sich zu entwickeln scheint, wobei zu betonen ist, daß die zarten Wände der kribrösen Narben Glia bildet (Abb. 11). Man sieht stellenweise die Narbenstränge der Glia direkt in Tumorzellen übergehen (Abb. 12).

Auch hier stört wieder die Eiterung besonders in der Leptomeninx die Beurteilung. Doch kann man hier an einzelnen Stellen sehen, wie sich in

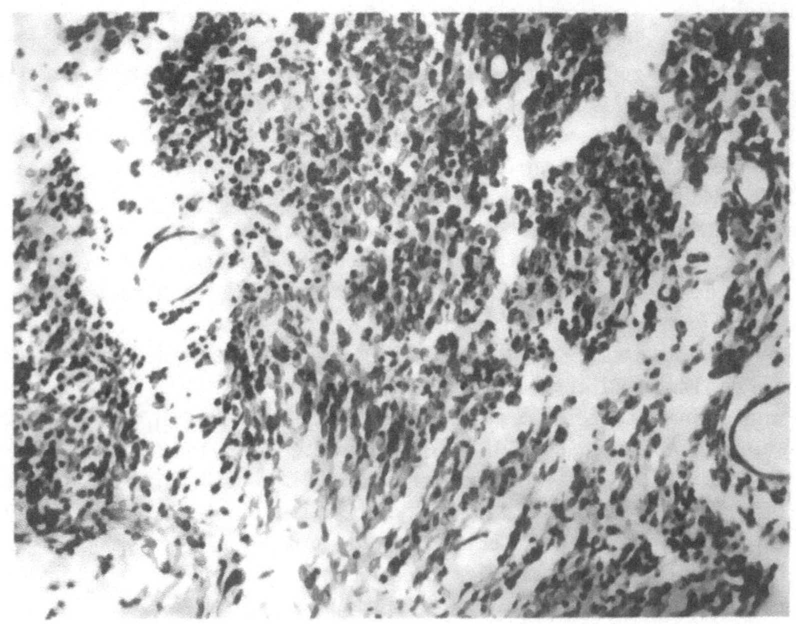

Abb. 12. Narbe. Die Tumorzellen wachsen direkt palisadenförmig (Mitte der Abbildung) aus der Narbe.

der Narbe, und zwar der gliösen Narbe allmählich Tumorzellen zeigen, die sich anreichern und zu Tumorzapfen werden. Es läßt sich an diesen Stücken wiederum der Nachweis erbringen, daß die Bildung im Gehirn ganz oberflächlich ist und auch hier an die Meninx stößt, die im allgemeinen verbreitert ist und einen merkwürdig lamellären Bau zeigt. Hier kann man auch erkennen, daß der Tumor in diese Lamellen wuchert und daß man eigentlich keine große Differenz erkennt zwischen den Tumorpartien in den Narben und solchen, die sicher in den Meningen sitzen. Hier sind im Tumor selbst Inseln von hyalinem Gewebe. Doch besteht kein Zweifel, daß der Tumor sowohl in der Glia als in der angrenzenden Pia vollständig die gleichen Zellen aufweist und daß der Tumor nicht etwa wie ein expansiv wachsender das Gehirn vor sich herdrängt, sondern daß er das Gehirn substituiert oder infiltriert.

Es wurden dann noch von der kaudalen Seite Stücke entnommen, die die gleichen Verhältnisse zeigen, wie sie eben geschildert wurden.

Es läßt sich also zusammenfassend folgendes feststellen. Auf der rechten Seite finden sich fronto-parietal alte Narben im Gehirn, und zwar an ganz verschiedenen Stellen. Innerhalb dieser Narben sieht man ventral und medial Zapfen des Tumors, die sich allmählich entwickeln, und zwar offenbar aus Herden, die von den Gefäßen ausgehen. Die Hauptmasse des Tumors liegt aber lateral und man kann erkennen, daß der Tumor sich in den Narben entwickelt und in die Pia einbricht. Dem Bau nach handelt es sich um einen ganz unreifen Tumor, der am ehesten dem Gliom nahesteht.

Die Zellen sind meist bipolar spindelig, der Kern eher bläschenförmig als dunkel. Er zeigt in seinem Innern einzelne Chromatinkernchen und hat eine scharfe Membrane. Oft ist die Kernteilung eine so lebhafte, daß ganze Haufen von Kernen nebeneinanderliegen, ohne daß man irgendeine Relation dieser Zellen wahrnehmen kann. Auffällig ist nur, daß diese Zellen zwischen sich ein deutliches Gliagerüst tragen. An anderer Stelle sieht man typische Gliazellen rundlich, oft den Charakter jener Zellen zeigend, die man in Medulloblastomen findet. Auch Gliazellen, die in ihrer Reife etwas weiter vorgeschritten sind, d. h. Astroblastencharakter tragen, sind im Tumor zu sehen.

Wie schon erwähnt, sind auch die in den Meningen gefundenen Zellen spindelig. Während aber die Zellen im Tumor größtenteils bei der Azanfärbung einen rötlichen Ton annehmen, sind die Zellen in den Meningen und an der Grenze gegen die Meningen mit Azan manchmal bläulich tingiert. Auch der Bau des Tumors ist verhältnismäßig anders, als man es beim Gliom gewohnt ist. Er bildet nämlich Knoten, die im Gewebe eingesprengt sind, wobei stellenweise die einzelnen Tumorknoten sich wiederum in mehr selbständige Abschnitte zerlegen lassen, ohne daß eigentlich ein alveolärer Bau zu bemerken ist. Dort, wo diese Knoten schon eine gewisse Größe erreicht haben, ist der Bau mitunter ähnlich wie bei gewissen Meningiomen, um an anderen Stellen wieder deutlich ein infiltratives Wachstum zu zeigen. Am ehesten läßt sich der Bau des Tumors vergleichen mit jenem, wie ich ihn seinerzeit beim blastomatösen Ependymom beschrieben habe, ohne daß natürlich die Zellen den Ependymcharakter zeigen würden. Es ist nur an einzelnen Stellen die Gefäßverbundenheit dieser Knoten auffällig, und es wurde erwähnt, daß man auch Tumorzellen in den Gefäßscheiden antreffen kann.

Der Umstand, daß analoge Zellen in den Meningen sich finden, wo sie sich merkwürdigerweise ganz in ihrer Anordnung den Bindegewebszellen der Leptomeningen anschließen, spricht nicht gegen die gliomatöse Natur.

Im großen und ganzen muß man sagen, daß es sich hier um einen sehr unreifen Tumor der Gliomgruppe zu handeln scheint, der am meisten dem bipolaren Spongioblastom nahesteht, aber stellenweise eine fortgeschrittenere Reifung erkennen läßt, ohne den Charakter des Glioblastoma multiforme zu erreichen. Das Wachstum des Tumors erscheint zum Teil infiltrativ, zum Teil läßt sich eine gewisse Expansion erkennen, die aber der Größe der Geschwulst entspricht. Bei den isolierten Knoten hat man den Eindruck, daß sie mehr substitutiv im Gewebe sind, fast wie eine Metastase, und nur an einzelnen Stellen das infiltrierende Wachstum zeigen.

Trotzdem möchte ich den Tumor als Gliom bezeichnen, selbst bei Berücksichtigung des Fortschreitens längs der Gefäßscheiden, da wir Ähnliches bei den Untersuchungen von Mc. PHERSON bei echten Gliomen gesehen haben. Ebenso kann das Übergreifen auf die Meningen und die Entwicklung um die Gefäße dem Gliom, auch wenn es nicht ein Medulloblastom ist, nicht fremd sein, wie ich das schon vor Jahren in einem Fall von diffusem Gliom zeigen konnte. Andererseits aber liegt der Fall doch so, daß man hier scheinbare Übergänge zu dem findet, was BAILEY and CUSHING als Meningoblastom bezeichnet haben, wobei gerade dieser Fall zeigt, wie enge Beziehungen zwischen den mesenchymalen meningealen Zellen und den ektodermalen Gliazellen bestehen.

Ich möchte, wie erwähnt, mich trotzdem nicht auf die von OBERLING, HARVEY und BURR inaugurierte Lehre der ektodermalen Zugehörigkeit der leptomeningealen Zellen festlegen. Aber ich muß gestehen, daß sich die Grenzen zwischen meningealen Zellen und Gliazellen in tumorartigen Bildungen oft sehr verwischen können.

Können wir also mit einer gewissen Sicherheit hier schließen, daß der Tumor der Gruppe der Gliome angehört, so muß man sich immerhin wundern, daß seine Entwicklung trotz der Unreife der Zellen eine so eminent lange gewesen ist. Denn man muß annehmen, daß der Tumor, der im Jahre 1927 bereits durch eine Vorwölbung des Knochens sich sichtbar machte und drei Jahre später erst zur Operation kam, wenn auch nicht ebenso lang aber doch ziemlich lange vorher bereits sich entwickelt hat. Es ist ja immer sehr schwer, aus den Symptomen auf den Beginn eines Tumors schließen zu wollen. Besonders aber schwer ist es, wenn, was bei kindlichen Schädeln begreiflich ist, die allgemeinen Hirndrucksymptome sich erst sehr spät einstellen. Aber ich glaube keinen Fehler zu begehen, wenn ich annehme, daß der Tumor sehr lange bevor die Vorwölbung am Schädel entdeckt wurde, sich zu entwickeln begonnen hatte.

Damit aber steht im Zusammenhang die Frage der Beziehung des Tumors zum Trauma. Wir müssen annehmen, daß, wenn auch die Kugel nur den Knochen nahe der Basis durchbohrt hat und im Clivus stecken geblieben ist, trotzdem im Gehirn Veränderungen durch das Trauma entstanden sind. Die Narben, die sich besonders an der Basis des Gehirns ganz in der Nähe des Tumors gefunden haben, der vollständige Schwund des nervösen Gewebes auf der einen Seite, die nicht vollständige Ausfüllung des geschwundenen Parenchyms durch Glia (cribröse, zystische Bildungen), auch das Verhalten der Gefäße in den Narben spricht dafür, daß es sich um sehr alte Prozesse handelt. Der Umstand, daß man an den Rändern noch Stellen findet, wo ein deutlicher Übergang von Zellen des Tumors und der Narbe in den Knoten zu sehen ist, kann gleichfalls als Stütze der Annahme gelten, daß hier ein Zusammenhang zwischen Narbe und Tumor besteht. Ich verkenne aber nicht, daß es sehr schwer ist, einen absolut sicheren Beweis für diese Annahme zu erbringen. Es scheint mir aber der Umstand von weittragender Bedeutung, daß ein zweites Trauma, das die gleiche Stelle getroffen hat wie das erste Trauma, zu dem sich rapid entwickelnden Rezidiv des Tumors geführt hat. Denn bis zu dem zweiten Trauma ließ sich an dem Kind — und dafür ist der Augenbefund wohl maßgebend — kein Zeichen eines Rezidivs finden. Erst nach dem zweiten Trauma kam es zu einem rapiden Wachstum. Nur sind die Narben, die sich in der Umgebung des Tumors finden, keinesfalls solche, daß man sie als Folge des zweiten Traumas ansehen könnte, so daß man immer wieder zu der Anschauung gedrängt wird, der Tumor hätte sich auf dem Boden der ersten Narbe entwickelt. Die Tatsache, daß die Eltern des Kindes erst fünf Jahre nach der Schußverletzung die Vorwölbung in der Schläfengegend bemerkt haben, spricht nicht gegen einen Zusammenhang von Trauma und Tumor. Denn, wie schon erwähnt, muß die Entwicklung des Tumors auf eine viel frühere Zeit verlegt werden, da es sich um einen Prozeß handelt, der anfangs scheinbar eine sehr langsame Entwicklung zeigte und erst nach dem Rezidiv eine raschere Progredienz erkennen ließ.

Man kann also hier konstatieren, daß sich — ohne daß man irgendwelche angeborene Anomalien nachweisen kann — im Bereich eines narbig veränderten Gehirns aus der Narbe heraus und in deren Umgebung ein Tumor entwickelt hat, der aus unreifen Zellen besteht und sich am ehesten in die Gruppe der Gliome einreihen läßt. Man kann ihn aber nicht genauer qualifizieren, weder als bipolares Spongioblastom noch als multiformes Glioblastom, da er Eigentümlichkeiten hat, die den Tumoren der allerfrühesten Stadien eigen sind, andererseits aber auch solche, die mehr ausgereiften Prozessen entsprechen.

Die Aneinanderreihung dieser drei eben geschilderten Fälle soll zeigen, unter welchen Umständen das Trauma eventuell imstande ist, einen Hirntumor hervorzubringen.

Die ersten beiden Fälle sprechen im ganzen im Sinne der COHNHEIM-RIBBERTschen Theorie oder besser gesagt im Sinne der von BERNHARDT FISCHER-WABELS, wie schon erwähnt, in umfassender Weise dargestellten Verhältnisse. In seinen Ausführungen über die Bildung der Geschwulstkeimanlage aus den Körperzellen führt B. FISCHER aus, daß die Bildung der ersten Geschwulstanlage, das ist des Geschwulstkeims, eigentlich drei Möglichkeiten bietet. Ich werde diese drei Möglichkeiten nicht in der Reihenfolge Fischers anführen, sondern seinen zweiten Punkt an die erste Stelle setzen, nämlich daß sich die Geschwulstanlage von embryonalen Zellstadien ableitet, während ich seinen dritten Punkt, „die Geschwulstanlage leitet sich von denjenigen Zellen ab, welche der normal ausdifferenzierte Organismus bei regeneratorischen Vorgängen bildet", an die zweite Stelle setze. Der dritte Punkt — Fischers erster — „die Geschwulstanlage leitet sich von normalen Zellen des fertigen Organismus ab", kommt hier bei den von mir angeführten Beispielen nicht in Frage, es sei denn, man nimmt an, daß auch im Gehirn, und zwar im fertigen Gehirn noch Zonen existieren, die man als Keimzentren oder Kambiumzonen bezeichnen darf.

Nehmen wir die Bildung einer Geschwulstanlage aus embryonalen Zellstadien an, so haben wir, wie ich das immer betont habe, drei Möglichkeiten:

Die erste ist das Stehenbleiben der Zellen in ihrer embryonalen Form auch in der Geschwulst ohne weitergehende Differenzierung;

die zweite ist die Möglichkeit einer Differenzierung bis zur Reife und die dritte ist die Möglichkeit einer Fehldifferenzierung.

Also unausgereifte, ausgereifte und fehlgereifte Formen. Das gleiche gilt wohl auch für die bei den regenerativen Vorgängen auftretenden Zellen, wobei man jedoch annehmen müßte, daß hier irgendwelche konstellative Faktoren hinzutreten, die imstande sind, den Charakter der Tumorzellen zu bestimmen.

Ich will auf die weiteren Ausführungen von B. Fischer nicht eingehen, sondern kann nur mit Rücksicht auf die ersten beiden Fälle bemerken, daß im ersten Fall wir eine Geschwulstanlage vor uns haben, die einem normalen Entwicklungsstadium entspricht und daß sich aus dieser Anlage eine Geschwulst entwickelt hat, die kaum erkennen läßt, daß eine Differenz ihrer Zellen gegenüber jenen der Anlage vorhanden ist.

In dem zweiten Fall begegnen wir aber größeren Schwierigkeiten. Bei genauerer Durchsicht der Präparate läßt sich erkennen, daß der Tumor sich in unmittelbarer Nachbarschaft des Vorderhorns des Seitenventrikels entwickelt hat. Es wäre nun möglich, daß durch das Tumorwachstum Partien des Ventrikels, wie dies ja von einer ganzen Reihe von Autoren beschrieben wurde, in den Tumor hineingezogen wurden, daß also das, was wir an Zysten im Tumor fanden, sekundär in denselben hineingeratene Partien des Ventrikels sind. Das sind ja die Einwürfe gewesen, die man seinerzeit Ströbe gemacht hat. Ich glaube kaum, daß sich diese Anschauung in meinem zweiten Fall vertreten läßt. Denn es fanden sich erstens hier Partien, die voll und ganz den Charakter jener Tumoren besitzen, die wir als kleinste Ependymome am Ventrikelboden gelegentlich finden und zweitens sind die größeren zystenauskleidenden Zellen absolut nicht gebaut wie eine echte Ependymzelle. Sie stehen dem Neuroepithel näher als dies bei der echten Ependymzelle der Fall ist. Auch zeigen sich in der Umgebung der Zystenauskleidung haufenförmig angeordnet ähnliche Zellen, so daß wir wohl annehmen müssen, falls nicht irgendwelche Umbildungen im Tumor stattgefunden haben, daß hier tatsächlich irgendeine Geschwulstanlage, die vom Neuralrohr ausgeht, Anlaß dieser Tumorbildung wurde, eine Geschwulstanlage, die als primäre zu gelten hat, nicht etwa daß sekundär ependymtragende Ventrikelabschnitte in den Tumor gelangt sind. In diesem Falle aber sind aus solchen Mutterzellen — immer vorausgesetzt, daß meine Annahme Geltung hat — die Gliazellen der verschiedensten Entwicklungsstufen entstanden. Es scheint mir deshalb als wesentlichst, für die Geschwulstanlage festzustellen, welche Potenzen in bezug auf die Entwicklung diesen Zellen innewohnen. Sowohl für die Zellen der OBERSTEINERschen Schicht im Kleinhirn als auch für die Zellen, die den Ventrikel auskleiden, wissen wir, daß auch nach der Geburt ihnen noch Entwicklungspotenzen eignen, die den fötalen Zellen zukommen. Das geht aus den Untersuchungen von RAMON Y CAJAL und DE CASTRO einwandfrei hervor. Damit also ist die Möglichkeit gegeben, daß aus den geschilderten Geschwulstanlagen sich Tumoren entwickeln, wie sie in den Fällen 1 und 2 beschrieben wurden, nämlich Medulloblastome und polymorphzellige Gliome, die man gewöhnlich der Gruppe der Glioblastome zurechnet.

Man muß immer damit rechnen, daß in den Tumoren, sei es durch die Vaskularisation, sei es durch die Behinderung des schrankenlosen Fortwachsens oder durch andere konstellative Momente, die Art der Entwicklung modifiziert wird und daß neben unreifen, ausgereifte und fehlgereifte Zellen sich finden. Ich muß gestehen, daß bei genauester Durchsicht der Gliome ich fast keinen Fall gesehen habe, den man als absolut reinen Tumor einer Zellart bezeichnen könnte. An irgendeiner Stelle findet sich immer eine Differenz gegenüber der Hauptmasse der zusammensetzenden Zellen.

Was nun die Geschwulstanlage im dritten Fall anlangt, so muß man hier von der Regeneration ausgehen. Denn es ist einwandfrei nachzuweisen, daß hier durch die Schußverletzung schwere Narbenbildungen provoziert wurden und man kann förmlich sehen, wie aus diesen Narben heraus die Zellstränge des Tumors sich entwickeln. Allerdings ist es sehr schwer, bei der Narbenbildung nachzuweisen, daß auch hier die Gliazellen, die sich anreichern, den Weg von Spongioblasten zu Astrozyten nehmen. Was wir bei regenerativen Prozessen sehen, sind doch zumeist reife oder fast reife Gliazellen mit massiger Produktion von Fibrillen.

Es ist nicht nötig, hier auf die Frage der Vernarbungsprozesse im Gehirn näher einzugehen, da dieser Frage bis in die neueste Zeit besondere Aufmerksamkeit geschenkt wurde, ohne daß eigentlich wesentlich Neues erbracht werden konnte. Denn es erscheint selbstverständlich, daß bei einer verhältnismäßig schweren Verletzung, welche auch die Glia nicht unwesentlich schädigt, die regenerativen Prozesse bzw. die Narbenbildung durch das Bindegewebe, sei es jenes der Meningen oder der Gefäße, geleistet wird. Ist aber die Glia weniger geschädigt, so wird sie selbstverständlich — und zwar mit allen ihren Zellen — am Vernarbungsprozeß teilhaben. Und es erscheint weiters sehr begreiflich, daß, was besonders Roussy, Lhermitte und Oberling in ihrem Referate hervorheben, je älter die Narbe ist, desto mehr die Glia in ihr vorherrscht.

Dagegen ist für die regenerativen Verhältnisse der Glia bei der Narbenbildung das eine Moment sehr wesentlich, daß wir hier eigentlich kaum je Gelegenheit haben, verschiedene Entwicklungsstadien der Gliazelle zu sehen, wie etwa beim Tumor.

Und als zweites Moment sei hervorgehoben, daß eigentlich nicht so sehr die Zellvermehrung, sondern die Fibrillogenese im Vordergrund steht, was also wiederum die Narbe sehr wesentlich vom Tumor entfernt. Selbstverständlich darf man bei all diesen Vorgängen nicht vergessen, in welchem Zustande sich bei der Bildung das umgebende Gewebe befindet. Handelt es sich z. B. um einen entzündlichen Prozeß, der die umgebende Glia selbst schwer schädigt, so wird selbstverständlich die Narbe eine dehiszente werden, der Status cribratus die Folge sein. Das gilt auch für den Ersatz jener Defekte, die über das Maß hinaus groß sind. Auch die nutritiven Verhältnisse spielen eine große Rolle, weil man erwarten muß, daß bei schwer veränderten Gefäßen die Narbenbildung sicherlich keine ausreichende sein wird. Selbstverständlich kommt auch das Alter in Frage, da wir wissen, daß bei kindlichen Gehirnen die Ausfüllung eines Defektes durch die Glia entweder sehr verzögert oder vollständig ausbleibt, im Gegensatze zu dem reifen Gehirn, wo die Narbenbildung gewöhnlich anstandslos vonstatten geht. Wir finden also in der Bildung der Narbe selbst absolut keinen Anhaltspunkt, wie aus dieser ein Tumor entstehen könnte.

Noch eines Momentes muß man gedenken. Das ist die sogenannte Keimausschaltung. Nach dem Befunde des ersten Falles haben wir nicht nötig anzunehmen, daß der Keim verlagert, versprengt oder sekundär durch Entzündung oder Trauma an eine abnorme Stelle gelangt ist und zur Wucherung kam. Der Keim blieb an der Stelle liegen, wo er normalerweise sich findet. Wenn wir nun annehmen, daß das Trauma die Ausschaltung des Keims bedingt hat, so braucht man nur an eine Lösung der im fixen Verbande gewesenen Keimzellen denken. Es ist offenbar so, daß, solange Keimmaterial in einer fixen Korrelation zu einer reifen Umgebung sich befindet, der rein tektonische Zusammenhang genügt, um eine Wucherung dieser Keimzellen zu verhindern. Ist aber dieser rein tektonische Zusammenhang auch nur ein wenig gelockert oder gelöst, fallen die Hindernisse weg, so wirkt dies offenbar als Wachstumsreiz.

Vielleicht wird mancher sich darüber verwundern, daß ich bei diesen Ausgangsfällen auf die von den verschiedensten Unfallsbegutachtern und Forschern aufgestellten Thesen sowie über die Beziehung Unfall und Tumor so gar keine Rücksicht genommen habe. Es scheint mir, daß weder die Intensität des Unfalls, noch die Lokalisation desselben ausschließlich maßgebend sein kann, zumindest nicht für meine Fälle, bei welchen der Geschwulstkeimanlage embryonale Zustände zugrundeliegen. Ein anderes wird es sein, wenn wir eine Geschwulst von einer Narbe ableiten. Dann müssen wir natürlich fordern, daß das Trauma ein derartiges gewesen ist und an einer solchen Stelle zur Wirkung kam, daß eine Narbe daraus resultieren konnte.

Ein wesentlicherer Faktor als diese zwei genannten Momente ist der zeitliche Zusammenhang — ich spreche hier nur in bezug auf die drei oben angeführten Fälle —, dies um so mehr, als die — man kann wohl sagen — revolutionären Studien von BAILEY und CUSHING uns gezeigt haben, daß den verschiedenen Formen von Gliomen eine verschieden lange Krankheitsdauer entspricht. Aber man vergißt ganz, was BAILEY und CUSHING eigentlich zum Ausdruck bringen wollten. Sie wollten zeigen, wie lange die Lebenszeit vom Manifestwerden des Tumors bis zum Exitus beträgt. Diese Zeit hat aber mit der Dauer der Gesamtentwicklung des Tumors kaum etwas zu tun. Es handelt sich hier auch nicht um absolute, sondern um relative Zahlen, denn ich kenne eine ganze Reihe von sichergestellten Gliomen der verschiedensten Art, bei denen die Durchschnittsdauer der Erkrankung auch vom Manifestwerden des Tumors keineswegs mit den Durchschnittszahlen von BAILEY und CUSHING übereinstimmt.

Trotz genauester Aufnahme der Anamnese ist man gewöhnlich nicht in der Lage — auch wenn man die Brückensymptome ins Auge faßt —, die Zeitdauer eines Glioms zu bestimmen. Ich will hier keinesfalls Zahlen anführen, denn es genügt, auf die Ausführungen von THIEM hinzuweisen, der Fälle anführt, die 10, 15 Jahre und länger Gliome getragen haben. Es läßt sich also bei einem so subtilen Vorgang wie die Tumorentwicklung selbst für ganz gleiche Tumoren die Gesamtdauer kaum je erschließen. Nur der histologische Befund kann unter Umständen Aufschluß geben, wenn wir im Tumor eine exorbitante überstürzte Zellteilung nachweisen können oder umgekehrt, wenn solche mitotische oder amitotische Teilungen nur mit großer Mühe aufgefunden werden können.

Ich will also für die Begutachtung eines Zusammenhanges von Tumor und Unfall den Momenten, die bisher als beweiskräftig angeführt wurden, nur eine sehr bedingte Beweiskraft zuerkennen und kann demzufolge meine oben angeführten Fälle immerhin in Zusammenhang mit dem Unfall bringen, trotzdem der eine zu seiner Entwicklung nur wenige Wochen, der andere Jahre gebraucht hat.

Wenn ich also resumiere, so habe ich in den drei Fällen zwei Gruppen, die eine mit einer embryonalen Geschwulstkeimanlage, die andere mit der Bildung einer Geschwulst aus regenerativen bzw. narbigen Vorgängen. Und es kann in der ersten Gruppe eventuell noch der erste Fall von dem zweiten Fall zu differenzieren sein, indem der letztere möglicherweise im Sinne der RIBBERTschen Auffassung, der COHNHEIMschen Theorie gedeutet werden könnte, obwohl ich auch das nicht für sehr wahrscheinlich halte.

Das Schrifttum.

Es ist eine ganz besondere Schwierigkeit, die Angaben der Literatur nach bestimmten Richtungen hin verwerten zu wollen. Man braucht in dieser Beziehung nur die Autoren heranzuziehen, die zusammenfassend über den Zusammenhang von Trauma und Tumor berichtet haben (GERHARDT, LÖWENTHAL, ADLER, MENDEL, SCHUSTER, THIEM, WÖRTH, um nur einige zu nennen), und man wird sehen, daß das Hauptstreben derselben eigentlich nur gewesen ist, den Nachweis zu erbringen, daß ein Unfall imstande ist, einen Tumor hervorzurufen.

Überblickt man die Punkte, die als beweisend für diesen Umstand angeführt werden, so kommt man sofort zur Erkenntnis, daß sie in vieler Beziehung belanglos sind. Wir hören zumeist nichts über den Mechanismus des Unfalls, sehr wenig über die unmittelbaren Folgen, dafür um so mehr über die sogenannten Brückensymptome, von denen man nie sagen kann, ob sie direkte Unfallsfolge oder schon Ausdruck des beginnenden Tumorwachstums sind. Man begnügt sich auch gewöhnlich darauf hinzuweisen — andere Beweise werden nicht erbracht —, daß die COHNHEIM-RIBBERTsche Theorie in Betracht käme oder irgendeine okkulte Anfälligkeit im Sinne von BILLROTH.

Ich habe also, trotzdem bereits frühere Autoren die größere Menge der angeführten Fälle in ihren Statistiken verwendet haben, neuerdings die Originalarbeiten durchgesehen und im folgenden kurz exzerpiert, um zu zeigen, wie wenig eigentlich Positives vorliegt und wie schwer es ist, aus dem Vorliegenden zu bindenden Schlüssen zu kommen.

Ich habe nicht alle Fälle angeführt, sondern nur jene, die mir in irgendeiner Weise für die Beurteilung der Fragen wesentlich erschienen. Ich habe es auch vermieden, sie tabellarisch zusammenzustellen, weil ich bei einigen doch Einzelheiten hervorgehoben habe, die, wenn ich sie im vorliegenden auch nicht berücksichtige, nicht unwesentliche Aufschlüsse über das Werden und Wachsen der traumatisch bedingten Neubildungen geben.

Ich will im folgenden die von mir verwendeten Fälle chronologisch anführen und stelle an die Spitze die häufigsten der Fälle —

die Gliome.

Fall 1. OSLER (nach OPPENHEIM) beschreibt einen Patienten, bei dem fünf Monate nach einer Kopfverletzung Spasmen in der linken Körperhälfte aufgetreten waren, dann allgemeine Krämpfe, die 6 bis 7 Jahre völlig zurücktraten. Dann erst Erscheinungen der Hirngeschwulst. Gliom im oberen Drittel der vorderen Zentralwindung. Das Gliom hatte sich unter der Stelle der Läsion entwickelt.

Fall 2. DENTAN: 49jähriger Mann, dem im Jahre 1872 eine Gaslaterne auf die linke Kopfseite fiel; war 2 Stunden bewußtlos. Sechs Wochen später scheint er dann neuerdings Kopfschmerzen und Bewußtlosigkeit gehabt zu haben. Im Winter 1872/73 Wiederholung der Anfälle. Im Winter 1873 Verschlimmerung. Am 4. II. 1874 Exitus. Die Gesamtdauer etwa zwei Jahre. Die Obduktion zeigt eine 4 cm lange Narbe links an der Stirn und darunter im linken Stirnhirn ein Gliosarkom.

Fall 3. BYROM BRAMWELL hat in seinem 6. Fall einen 40jährigen Mann beschrieben, dem ein Jahr vor seiner Erkrankung ein großes Stück Kohle auf den Kopf gefallen war. Er ist seither krank, leidet an Kopfschmerzen und epileptischen Anfällen. Hinter dem rechten Ohr hat er eine Narbe. Gliom des rechten Stirnlappens.

Fall 4. KÜMMEL berichtet über einen 24 Jahre alten Arbeiter, dem eine schwere Stange auf die linke Seite des Kopfes und hinter das linke Ohr gefallen war. Nach drei Jahren Erscheinungen eines Tumors der hinteren Schädelgrube. Dauer zirka ein Jahr. Befund: diffuses Gliom.

Fall 5. Auch ein zweiter Fall KÜMMELS, der mehrere Unfälle nacheinander hatte (Sturz, Stich mit einem Messer ins rechte Auge). August 1869 bis Oktober gesund. Mitte Oktober nach der zweiten Verletzung Erkrankung. Ein halbes Jahr darnach Exitus. Zystisches Gliom der Brücke.

Fall 6. BERNHARDT: 4jähriger Knabe. Sturz auf den Kopf. Nach vier Monaten Erscheinungen eines Tumors der hinteren Schädelgrube. Gliom der rechten Ponshälfte.

Fall 7. GERHARDT: 43 Jahre alter Mann. Im Alter von 10 Jahren Sturz aus einem Schlitten, im Alter von 25 Jahren Sturz von einem Gerüst mit einer Verwundung am Hinterkopf. Kaum nennenswerte Symptome. Erst am 19. VI. 1881 im Alter von 42 Jahren epileptische Anfälle. Seither eigentlich krank. Oktober links Hemiplegie. Wiederholte Anfälle. Exitus am 7. II. 1882. Hühnereigroßes Gliom im Marklager des Scheitellappens gegen den Hinterhauptlappen reichend, zystisch.

Fall 8. DUDLEY führt einen Fall an, bei dem ein Patient einen Stockschlag auf den Kopf erhielt, bewußtlos wurde und drei Tage darnach bereits Jakson-Epilepsie zeigte, und zwar rechts, der sich eine Parese der rechten Seite anschloß. Der Tod trat $1^1/_2$ Jahre nach der Verletzung ein und es zeigte sich eine Knochendepression im Stirnbein links, darunter ein Gliom des unteren Teiles der vorderen Zentralwindung ziemlich tief reichend.

Fall 9. PILCHER: 38jähriger Mann. Sturz aus dem Wagen mit Verletzung in der Gegend des linken Scheitelbeins. Gliom der linken Hemisphäre, den ganzen Stirnlappen und einen Teil des Balkens einnehmend, gegen den Ventrikel vorwachsend.

Fall 10. LANGE: 35jähriger Mann, erlitt einen Messerstich in das rechte Scheitelbein, der eine Narbe über diesem hinterließ. Verletzung fünf Jahre vor dem Tode. Neun Monate vor demselben erste Erscheinungen. Apfelgroßes Gliom des rechten Stirnlappens.

Fall 11. CARRARA: 39 Jahre alter Pat. durch Stockschläge links parietal verletzt. 4 cm lange Wunde. Nach 42 Tagen geheilt. Klagt über Schwindel und stechende Schmerzen im Ohr, Kribbeln der linken Hand und des Beins. Links Hemiparese. In der rechten motorischen Region Zyste mit Tumor, die als Neurogliom gedeutet wurde, weil sich Nervenelemente im Tumor fanden.

Fall 12. HABEL: Ein 22jähriger Mann (Arbeiter) erleidet Weihnachten 1897 einen Sturz auf den Hinterkopf. Im Mai Kopfschmerzen. Mitte Juni Exitus. Der Fall erscheint deshalb von Bedeutung, da PONFIK einen Bluterguß annimmt, um den herum sich ein Gewächs gebildet hätte, das vermutlich als Gliom angesprochen werden darf, sicherlich nicht reaktive Glia ist.

Fall 13. FISCHER: Hier wird ein 37jähriger Mann beschrieben, der im Jahre 1896 durch Unfall das Auge verloren hatte. Am 27. XII. 1893 Sturz aus 1,80 m Höhe, schlug rechts mit dem Kopf auf. Bewußtseinsverlust. Nach fünf Minuten nahm er seine Arbeit wieder auf. 23 Tage später epileptische Anfälle mit Parese der linken Extremitäten. Die Anfälle wiederholten sich, die Parese vertiefte sich. Der Augenhintergrund ergab einen negativen Befund. Erst am 8. VI. 1894 ließ sich eine Stauungspapille nachweisen. Am 19. I. 1895 trat der Exitus ein. Es fand sich ein Gliosarkom der motorischen Region rechts. Der Autor nimmt eine Commotio und Contusio des Gehirns an.

Fall 14. Ein zweiter Fall dieses Autors betrifft einen 16jährigen Pat., der im November 1876 mit dem Kopf gegen einen Balken stieß. Von Juni 1877 zeigt sich am rechten Auge eine Sehschwäche. Der Kopf nahm an Umfang zu. Am 15. VIII. 1878 aufgenommen, zeigt sich keine Stauungspapille. Pat. war aber im November erblindet und wies eine zunehmende Demenz auf. Im Februar 1879 bestand rechts eine Fazialislähmung sowie eine solche der Extremitäten. Am 1. April 1879 Exitus. Es fand sich ein Gliosarkom der ganzen hinteren Hälfte der linken Großhirnhemisphäre.

Fall 15. LAEHR führt einen 23 Jahre alten Schlossergesellen an, der seit seiner Kindheit epileptische Anfälle hatte und im Juli 1897 auf den Kopf stürzte. Seither zeigten sich Allgemeinerscheinungen von Hirndruck und eine Linksparese. Im November 1897 Neuritis optica. Im Jänner 1898 Amaurose. Es findet sich ein Gliosarkom im linken Frontalhirn.

Fall 16. UHLEMANN beschreibt einen 38jährigen Mann, der am 15. XI. 1887 durch einen Deichselstoß eine 4 cm lange Rißwunde der Kopfschwarte und Impressionen des Knochens erlitt. Drei Wochen darnach nahm er die Arbeit wieder auf, hatte aber seit dem Unfall auf der Seite desselben, also rechts, Kopfschmerzen. Erst am 27. X. 1895 zeigten sich deutliche Hirnsymptome, aber keine Stauungspapille. Parese des linken Beins. Am 3. IV. 1898 Exitus. Es zeigt sich an der Stelle der Kopfnarbe ein Gliom.

Fall 17. BRUNS berichtet über einen 50jährigen Hauptmann, der vor einigen Jahren vom Pferde auf den Kopf gefallen war. Es zeigten sich dann die Erscheinungen eines Tumors im Okzipitallappen. Hier war nie eine Stauungspapille aufgetreten und die Obduktion ergab ein ausgedehntes Gliom im Mark des linken Hinterhauptlappens mit zahlreichen Blutungen in der Geschwulst und Erweichungen in der Umgebung.

Fall 18. BRÜNNING: 3jähriger Knabe fällt Mitte Jänner 1901 vom Stuhl auf den Kopf. Seit dieser Zeit Schmerzen, besonders im Hinterkopf. Am 14. VIII. 1901 leichte Paresen und eigentümliches Scheppern im vorderen Teil des Schädels. Mitte September Erscheinungen von VI-Lähmung. Fundus O. Am 18. IX. 1901 Exitus. Hühnereigroßes ependymales Gliom im IV. Ventrikel mit großem Hydrocephalus.

Fall 19. MANN: 45jährigem Pat. fiel ein gußeiserner Deckel auf den Kopf. Kein Bewußtseinsverlust, nur Beule an der linken Kopfseite. Am 6. VIII. 1901 im Anschluß an einen Hustenstoß Jakson-Anfälle rechts, rechts Parese und Sensibilitätsstörung, keine Stauungspapille. Gliom der linken vorderen Zentralwindung.

Fall 20. HENNEBERG: 16jähriger Landarbeiter stürzt am 16. VI. 1901 aus 6 m Höhe. Er fiel mit der rechten Körperseite auf, soll bewußtlos gewesen sein, war aber acht Tage darnach wieder arbeitsfähig, nur beim Bücken zeigten sich Kopfschmerzen. Anfang August 1901 Schielen des linken Auges. Ende August Lähmung des rechten Arms und Beins. Anfang November Harnbeschwerden. Negativer Befund am Augenhintergrund. 3. II. 1902 Exitus. Multiple Gliome von Pons und Medulla und Ependymgliom des Seitenventrikels.

Fall 21. In einem zweiten Fall von Ependymgliom, der einen 31jährigen Arbeiter betraf, hatte dieser beim Tragen eines Balkens einen Stoß mit demselben in den Arm bekommen (29. I. 1897). Drei Wochen darnach Kopfschmerzen. Am 4. IV. 1898 wurde er wegen zunehmender Kopfschmerzen aufgenommen. Es trat auch eine Neuritis optica hinzu und am 21. IV. 1898 starb der Pat. Auch hier wurde ein Ependymgliom gefunden.

Fall 22. HUNZIKER: 27 Jahre alte Frau, der im Jahre 1887 im Alter von 11 Jahren eine Leiter mit der Kante auf den Kopf gefallen war. Zehn Minuten Bewußtlosigkeit. Erst im Jahre 1902, nachdem sie bei einer Entbindung mit Mastitis erkrankt war, hatte sie Kopfschmerzen, die im Jahre 1903 stärker wurden und sich in diesem Jahre mit zerebralen Erscheinungen verbanden. Am 28. VII. 1903 Exitus. Die Verletzung war links parietal. Es fand sich ein Tumor, der als kleinzelliges Gliom ohne Fasern angesprochen wird, am linken Seitenventrikel, der auch nach rechts hinüberreicht. Nach der Beschreibung sehen die Zellen aus wie Oligodendrozyten. HUNZIKER nimmt ein aus embryonalen Zellen bestehendes Gliom an.

Fall 23. GRÜNWALD (Fall 3): 44 Jahre alter Dachdecker verletzt sich durch einen Hammer in der Stirngegend, mußte den nächsten Tag die Arbeit einstellen, konnte aber nach Wochen wieder arbeiten. Erst viel später epileptische Anfälle, Pulsverlangsamung. In der linken Stirngegend eine 4 cm lange Narbe über der Augenbraue, der Knochen intakt. Gliom im linken Stirnhirn.

Fall 24. GLASOW: 35 Jahre alter Mann, dem am 28. VII. 1906 das Ende eines Stückes Rundholz auf die Vorderfläche des Oberschenkels gefallen war, erlitt eine Quetschung der rechten Schienbeingegend. Schwellung am Bein. Nach Verlauf einer Woche wurde das Bein schwächer, Unsicherheit beim Gehen und Ermüdung. Nach Aufhören der Schmerzen Gefühl der Schwäche bestehenbleibend. Ende September 1906 Kopfschmerzen, Schwindel, Parese der rechten Seite und Parästhesien. Keine Stauungspapille, die erst am 25. X. 1906 auftritt. Verschlimmerung. 10. I. 1907 Exitus. Gliosarkom im Balken. Es wird Verschlimmerung durch Unfall angenommen.

Fall 25. MERZBACHER: Junger Mann stürzt beim Turnen. Scheinbar Basisbruch rechts. Heilung nach einigen Wochen. Kopfschmerzen, Schwerhörigkeit bleiben bestehen. Ein Jahr darnach Anfall. $3^1/_2$ Jahre später Aufnahme an die Klinik. Annahme eines Tumors der rechten Hemisphäre. Die Obduktion ergibt einen vom Stirnhirn bis ins Hinterhaupt sich erstreckenden Tumor sowie an beiden Hemisphären kleine oberflächliche Erweichungen. Letztere werden, da sie oberflächlich sitzen, auf alte kleine Blutungen bezogen, die als Resterscheinungen des Traumas angesehen werden. Es zeigt sich, daß hier zwei verschiedenartige Tumoren vorhanden waren, und zwar ein von der Pia ausgehender als Sarkom angesprochener und der zweite, der diffus das Gehirn infiltriert, ein typisches Gliom. Letzteres umgibt das von der Pia ausgehende Sarkom. Es ist interessant, daß dort, wo das Gliom an das Sarkom grenzt, es zellreicher und faserärmer ist. Die Grenze zwischen den beiden Tumorarten ist stellenweise eine absolut scharfe. Bemerkenswert ist, daß der Autor um die Erweichungen herum auch einen Gliawall findet, der scheinbar über die Norm einer reaktiven Gliabildung hinausgeht. Denn er spricht von einem eigenartigen geschwulstmäßigen Aussehen und nimmt auch an, daß hier Gliome in kleinerer Auflage entstehen. Er faßt das Gliom als eine reaktive Geschwulst auf den primären Tumor — das Sarkom — auf, und nimmt an, daß außer dem Reiz des Sarkoms, der das Gliawachstum bedingt, noch ein zweiter Reiz vorhanden sein müsse — eine abnorme Ansprechbarkeit der Glia selbst.

Die vielfach zitierten Fälle von Biro kommen hier nicht in Betracht.

Fall 26. Eppinger: 38jähriger Mann. Am 20. III. 1908 stößt er mit dem Hinterkopf an eine Stange. Es wurde ihm schwarz vor den Augen. Er arbeitete aber weiter, nur hat er eine Beule am Hinterkopf. Er litt dann häufiger unter Kopfschmerzen, konnte vom 11. V. nicht mehr arbeiten. Am 20. VI. Sehstörung, am 25. VI. 1908 wurde der Tumor diagnostiziert und am 2. IX. Exitus. Beide Sehnerven sind in zwei dicke spindelige Geschwülste umgewandelt. Glioma nervi optici. Auffallend starker Hirndruck. Status thymico-lymphaticus. Die übrigen Befunde erscheinen hier irrelevant.

Fall 27. Von Buck möchte ich nur die Fälle 8 und 9 hier heranziehen. (Fall 8). Ein 39jähriger Mann wird im Jahre 1901 von einem großen Steinkohlenstück mitten auf den Kopf getroffen. 14 Tage Blutandrang zum Kopf, dann epileptische Anfälle. 1908 Exitus. Gliom des rechten Schläfelappens. Zahlreiche alte und frische Blutungen im Tumor.

Fall 28. (Fall 9). 22jähriger Mann, turnte am 2. III. 1905 betrunken in der Kaserne am Querbaum, fiel dabei auf den Hinterkopf. Basisfraktur, VII-Parese. Im Jahre 1906 beginnen epileptische Anfälle. Später Tumorsymptome. Am 16. X. 1908 Exitus. Es fand sich ein Gliosarkom des rechten Hemisphärenmarks mit Residuen mehrerer alter Erweichungen an den beiden Stirn- und Hinterhauptpolen und unmittelbar daran ließ sich unzweifelhaft der Anfang der Gliombildung feststellen, zumal auch der Sitz des Tumors für den Zusammenhang mit dem Trauma spricht.

Fall 29. Becker: 35 Jahre alter Pat. erlitt Ende April beim Durchgehen der Pferde einen heftigen Stoß gegen den Kopf. Seither hört er auf dem linken Ohr schlecht, hat Kopfschmerzen, auch Schwindel und Erbrechen. Am 27. VIII. allgemeine Hirndruckerscheinungen, Charakterveränderung. Am 8. IX. chirurgische Klinik. Es wird ein Gliosarkom der linken Hemisphäre festgestellt, das am 26. X. operiert wird. Am 4. XI. Exitus. Auch hier ist ein Tumor auf der Seite der Läsion.

Fall 30. Mendel: Ein 42 Jahre alter Kutscher wird im November 1893 durch einen Hufschlag gegen die rechte Schläfe verletzt. Weihnachten des gleichen Jahres Schwindel, Kopfschmerzen, Gesichtszuckungen. Anfang 1894 breiten sich die Zuckungen aus. Ende 1896 wurde eine 6 mm lange Narbe in der Kopfhaut über dem rechten Ohr festgestellt, die sehr druckempfindlich war. Damals bestand bereits Atrophie beider Sehnerven. Am 27. II. 1897 Exitus. Im rechten Schläfe- und rechten Stirnlappen sulzige Erweichungen und im rechten Schläfelappen in der Tiefe eine kirschgroße gelbliche Erweichungsstelle, die sich als Gliom erwies, das direkt unter der Narbe gelegen ist.

Fall 31. COLLIN et BARBÉ: 43jährige Frau wird im Februar 1908 von einem Wagen niedergestoßen. Bewußtlosigkeit. Dabei war neben anderen Verletzungen ein Kamm in die Kopfhaut eingedrungen, und zwar rechts. Nach 15 Tagen trat eine Besserung auf. Sie litt aber ständig unter Kopfschmerzen. August 1909 hatte sie bereits visuelle Halluzinationen, Gedächtnisschwund. Am 12. IV. 1910 Verwirrtheitszustände, Stauungspapille, Hirnnervenlähmung, weniger Lähmungen des Körpers. Ende April 1910 starb die Pat. Die Autoren nehmen ein Gliom an, nußgroß im Brückenwinkel sitzend, von einer meningealen Zyste umgeben.

Fall 32. FINKELNBURG: 31 Jahre alter Mann. Mai 1908 Verletzung der rechten Stirngegend durch einen heruntergefallenen Balken. Bewußtlosigkeit, heftige Kopfschmerzen, die im August und September zunahmen. 1909 Schwindel, Abnahme der Sehschärfe, die Weihnachten 1909 zur Blindheit führte. 1910 Atrophie des Sehnerven nach Stauungspapille. Mai 1910 Exitus. Unter der Narbe im Stirnhirn ein zystisches Gliom.

Fall 33. 29jähriger Mann. Februar 1903 Fall eines Mörtelkastens aus 3 m Höhe auf den Kopf. Kurze Bewußtlosigkeit, September 1903 Schwindel, Abnahme des Sehvermögens. März 1904 doppelseitige Stauungspapille. Jänner 1904 totale Amaurose. Keine eigentlichen Herdsymptome. Tod Februar 1907. Gliom von Kleinkindsfaustgröße vom III. Ventrikel gegen das Stirnhirn wachsend.

Fall 34. 12 Jahre alter Knabe. September 1905 Fall auf den Hinterkopf. Mehrstündige Bewußtlosigkeit und Erbrechen. Weihnachten 1905 Kopfschmerzen. Jänner 1906 wiederum Sturz auf den Hinterkopf. März 1906 neuerliche Erscheinungen. Stauungspapille. Anfangs Mai 1906 plötzliche Atemlähmung. Tod. FINKELNBURG findet multiple, in der Brücke befindliche Geschwülste — Gliomyxome.

Fall 35. BÜRGER: 45jähriger Mann gerät mit der rechten Hand in das Getriebe einer Maschine, wobei ihm der Treibriemen an den Kopf schlägt. Bewußtlosigkeit, Erbrechen, Schwindel. Im Laufe der folgenden Jahre Lähmung der linken Körperseite. Sieben Jahre darnach Exitus. Gliom im hinteren Abschnitt der rechten inneren Kapsel.

Fall 36. NIPPE: 44jähriger Bierkutscher. Oktober 1910 wurde ihm ein Gefäß an den Kopf geworfen. Leichte Hautverletzung am Hinterkopf, die genäht wurde. 14 Tage darnach Kopfschmerzen. 2 bis 3 Wochen später Zuckungen im linken Arm, die sich anfallsweise wiederholten und auf das linke Bein übergriffen. Neben Allgemeinsymptomen Lähmung im linken Arm und Bein. Am 22. II. 1911 Exitus. Der Kranke hat seit seinem 21. Lebensjahre zehn Jahre lang an Krämpfen gelitten, und zwar jedes Jahr zwei- bis dreimal, die den linken Arm und das Bein betrafen. Seit seinem 31. Jahr waren sie verschwunden. Die Obduktion zeigte über dem linken Scheitelbein eine 2 cm lange, 3 mm breite verschiebliche Narbe. Rechts findet sich ein mächtiger Tumor im Gehirn, der nahezu von der Stirne bis zum Okzipitallappen reicht und als Gliosarkom angesprochen wird, das angeblich ein Lipom umgab. NIPPE meint, daß das Lipom die Ursache der Wucherung des Tumors gewesen sei. Es handelte sich nicht um versprengte Fettzellen der Dermaanlage in der Pia, sondern um eine hyperplastische Bildung aus präexistierendem Fettgewebe. Er führt die früheren Krampfanfälle auf das Lipom zurück.

Böhm, der die Sektionsergebnisse von 141 Fällen von Gehirntumoren des pathologischen Institutes in Leipzig zusammenstellte, bringt drei Fälle.

Fall 37. Betrifft ein Gliom beider Stirnlappen, das sich im Anschluß an ein Puerperium entwickelt hat, wobei als Trauma angegeben wird, „soll von ihrem Manne häufig geschlagen worden sein".

Fall 38. Betrifft einen 48 jährigen Fabriksarbeiter, der am 14. I. 1908 von einer Treppe stürzte. Auch hier bestand ein linksseitiges Stirnhirngliom.

Fall 39. 46 jähriger Schlosser war in seinem 12. Lebensjahr auf den Hinterkopf gefallen. Erst im 40. Lebensjahre traten klinische Erscheinungen auf. Es fand sich ein Gliom der Medulla oblongata, das in die Medulla spinalis übergriff.

Fall 40. Geipel: 55 jähriger Mann. Am 24. X. 1910 Quetschung der rechten Brustseite und Schulter durch Fall aus 2 m Höhe. Arbeitet weiter, bleibt dann aber 14 Tage krank. Bis 21. XII. 1910 arbeitet er wieder. Damals erlitt er einen Schlaganfall rechts mit zweitägiger Bewußtlosigkeit und epileptischen Anfällen. Die rechtsseitigen epileptischen Anfälle wiederholten sich. Es traten Ausfallserscheinungen auf und am 26. XII. 1915 Exitus. Apfelgroßes teleangiektatisches Gliom im rechten Stirnhirn, das auf den linken Stirnlappen übergreift. Das Gliom ist teilweise zystisch und besteht aus großen runden Zellen mit einem schmalen Protoplasmasaum.

Fall 41. Frank: Pat. ist ein 6 Pfund schweres Eisenstück am 28. X. 1909 auf den Kopf gefallen. Bewußtlosigkeit. Wunde am Kopf. Er arbeitet dann weiter. Nach zwei Jahren Kopfschmerzen, Erbrechen. Anfang 1913 Sehstörung. Mitte 1913 Stauungspapille. Dann Exitus. Zystengliom des Stirnhirns. Die Narbe befand sich aber in der Scheitelgegend.

Fall 42. Cushing (Fall 26) (Akustikustumoren): 29 jährige Frau am 9. XI. 1916 aufgenommen. Vor sieben Jahren Sturz am Eis mit Verletzung des Hinterhaupts. Seit zwei Jahren krank. Typische Symptome des Brückenwinkeltumors. Entfernung eines Glioms aus dem Brückenwinkel am 23. XI. 1916.

Fall 43. Auer: 21 jähriger Arbeiter. 1917 Hufschlag gegen den Kopf. Seither Kopfschmerzen. Bis Mai 1918 arbeitet er, dann Schwindel, Benommenheit, Stauungspapille beiderseits. Schwäche der rechten Körperseite mit Pyramidenzeichen. 16. VI. 1918 Exitus. Gliom des linken Stirnhirns.

Fall 44. Ein anderer Fall des gleichen Autors betrifft einen 42 jährigen Kutscher, der im November 1893 einen Hufschlag gegen die rechte Schläfe bekam. Schon im Dezember Kopfschmerzen, Schwindel, Zuckungen im Gesicht. Im April 1894 mußte er die Arbeit aufgeben. Dezember 1896 Anstalt für Epileptiker. Hier wurde eine 6 cm lange Narbe an der Kopfhaut über dem rechten Ohr festgestellt sowie Atrophie beider Nervi optici. Februar 1897 Exitus. Bei der Obduktion im rechten Schläfelappen kirschgroßes Gliom mit Erweichung im Stirnlappen gefunden.

Fall 45. 25 jährigem Mann fällt am 28. VI. 1906 ein Stück Rundholz auf den Oberschenkel und ruft eine starke Erschütterung des ganzen Körpers hervor. Acht Tage später Unsicherheit beim Gehen und Schwäche im rechten Bein. Am 30. IX. bereits schwere nervöse Erscheinungen. 28. X. 1906 Lähmung der rechten Körperhälfte. 10. I. 1907 Exitus. Gliom der linken hinteren Balkenhälfte.

Fall 46. Hübschmann: 47jähriger Mann stößt am 28. I. 1912 mit dem Kopf gegen einen eisernen Träger. Blutende Wunde, die genäht wurde. Nach zehn Tagen wieder gearbeitet. Frühjahr 1919, also nach sieben Jahren Kopfschmerzen. Am 7. VIII. 1919 wird er im Krankenhaus aufgenommen und am 11. VIII. 1919 tot im Bett gefunden. Es fand sich eine 10 cm lange Narbe zwischen Stirn und Scheitel am Kopf und ein kleinfaustgroßer Tumor im rechten Stirnlappen und Balken, der als Gliosarkom angesprochen wurde.

Fall 47. Dieser Fall des gleichen Autors betrifft einen 48jährigen Mann. Drei Monate vor dem Tode Sturz von der Treppe. Drei Wochen darnach bereits Tumorsymptome. Auch hier bestand ein Gliom.

Fall 48. Flater: Im August 1921 wird ein Arbeiter dadurch verletzt, daß ihm Briketts auf den Kopf fielen. Er arbeitet weiter, klagt aber seit dem Unfall über Kopfschmerzen und Schwindel, besonders beim Bücken. Am 18. IX. 1921 hatte er nach Alkoholabusus einen Schwindelanfall, Krämpfe und Erbrechen. Am nächsten Vormittag wurde er bewußtlos und starb nachmittags. Obduktion: Zellreiches Gliom im rechten Schläfelappen. Die Argumentation Flaters, daß trotz Mangels an Erscheinungen das Gliom latent war, da sich ein solches in sechs Wochen nicht entwickeln könne und der Unfall höchstens verschlimmernd eingewirkt haben kann, sei erwähnt.

Fall 49. Reynolds: 35jährige Frau erleidet eine Prellung der rechten Kopfseite. Seither Kopfschmerzen, später Erbrechen, schlechtes Sehen. Sechs Monate später Unmöglichkeit zu stehen, Rückwärtstaumeln, zerebellare Symptome. Die Neubildung findet sich rechts und nimmt die rückwärtigen Abschnitte der rechten Hemisphäre sowie das Mittelhirn ein (Fall von Jefferson).

Zwei eigene Fälle:

Fall 50. 46jähriger Mann stürzt im Jahre 1895 auf den Rücken, wobei er mit dem Kopf aufschlug. Keine Bewußtlosigkeit. Zwei Jahre später Hinterhauptkopfschmerzen. 1898 Lähmungserscheinungen, Sprachstörung, aber keine Stauungspapille. Am 23. XII. 1898 Operation. Jänner 1899 Exitus. Es findet sich ein Myxogliom im mittleren Lappen des Kleinhirns.

Fall 51. Ein 35jähriger Mann erleidet am 24. III. 1922 einen Autounfall, schlägt mit der rechten Kopfseite auf. Mitte Mai 1922 Kopfschmerzen, Schwäche der linken Seite, die zunimmt und am 3. VIII. 1922 zur linksseitigen Hemiplegie und Hemianopsie führt. Beiderseitige Neuritis optica. 14. VIII. 1922 Operation: Exitus. Gliosarkom des rechten Thalamus opticus, die Kapsel infiltrierend.

Fall 52. von Monakow: Am 17. IV. 1918 Sturz eines Obersten vom Pferd. Kurze Bewußtlosigkeit. Nach drei Tagen Wiederaufnahme des Dienstes. Nach $1^1/_2$ Jahren im November 1919 kurze Absenzen. Am 4. VII. 1922 apoplektischer Insult. Exitus. Obduktion: Walnußgroße, mit geronnenem Blut gefüllte Höhle im rechten Scheitellappen, die mit dem rechten Seitenventrikel durch einen frischen Riß kommuniziert. Um die Höhle $1/_2$ bis 1 cm breite Zone eines Glioms.

Fall 53. Christiansen bringt in seinen Fällen nur ein Gliom im Stirnlappen, das auf ein Trauma in der Kindheit zurückgeführt wird.

Fall 54. Mörsch: Pat. wurde von einem vorüberfahrenden Wagen im Oktober 1923 niedergestoßen. Bewußtlosigkeit. Hautwunde der rechten Kopfseite. Nach zwei Wochen Genesung. Im Oktober Anfall mit Bewußtlosigkeit, der sich später wiederholte. Gelegentlich Kopfschmerzen. Am 25. IV. 1924 plötzlicher Tod. Bei der Obduktion fand sich die Hautwunde über dem Frontalknochen und darunter ein diffuses Gliom, das den Frontallappen, das Corpus callosum, auch die basalen Kerne und das Mittelhirn infiltrierte. Es scheinen sehr starke Reaktionserscheinungen im Gliom stattgefunden zu haben.

Fall 55. SCHALLER: Drei Jahre altes Mädchen stürzt im Mai 1915 über eine Treppe — ohne Erscheinungen. Schon nach fünf Wochen Taumeln beim Gehen. Später Allgemeinerscheinungen. Juli Krämpfe, August schlechteres Sehen, Kopfschmerzen im Hinterkopf. Im Oktober bereits Lokalsymptome. Das Kind wurde am 2. XI. 1915 operiert und starb am 4. XI. 1915. Es fand sich ein Gliom im IV. Ventrikel.

Fall 56. ERNST WÖRTH: 56 Jahre alter Landwirt erlitt am 22. VII. 1921 eine Kopfverletzung. Er klagt über Kopfschmerzen und Schwindel, arbeitet aber weiter. Später zunehmende Demenz, Hirndrucksymptome, Krämpfe und Lähmungen. Es findet sich rechts im Scheitel- und Hinterhauptlappen ein gefäßreiches, mit Blutungen und Nekrosen durchsetztes Glioblastom. Es ist fraglich, ob die Stelle der Verletzung mit der Lokalisation des Tumors zusammentrifft.

Fall 57. (Gleicher Autor). 28 Jahre alter Schuster stürzt im Schützengraben. Seither Kopfschmerzen. Vom Oktober bis Dezember 1918 in Behandlung. Hirndruck. Am 14. I. 1919 Exitus. Gliom des Stabkranz mit zentraler Erweichung.

Fall 58. NEUBÜRGER, der unter 21 Fällen von Kriegsverletzten drei Tumoren gefunden hat, berichtet zunächst über einen 21jährigen Mann, der Mitte März 1915 durch einen Infanteriestreifschuß in der linken Parietalgegend verwundet wurde. Allerdings soll der Kranke geistig zurückgeblieben und sein Vater nach einer Operation an Hirnhautentzündung gestorben sein. Nach der Verletzung Lähmung des linken Facialis und linken Arms, Aphasie. Entfernung mehrerer zum Teil tief ins Gehirn eingedrungener Knochensplitter. Besserung. $1^1/_2$ Jahre tätig. Nur Kopfschmerz und leichte Erregung. 1916 fragliche epileptische Anfälle. 1917 bei starken Kopfschmerzen Bewußtseinsverlust. Er kam zur Ersatztruppe. 1918 nach großer Erregung Anfall. März 1918 Entlassung aus dem Heere. Arbeitet in einer Maschinenfabrik. 1920 Jaksonanfall links im Facialis und Arm. Witzelsucht. Jänner 1921 epileptischer Anfall, dann Hirndruckerscheinungen, Stauungspapille? 24. II. 1921 Dekompressionsoperation, Narbenexzision, Fettplastik, Exitus. Die Obduktion ergibt unter der Narbe ein eigentümliches gliöses Gewebe, das sich als sicheres Gliom erweist, „dessen Ränder in eine nicht geschwulstmäßige Gliose übergehen". Die Rinde ist nicht erweicht. Im Gehirn finden sich eigentümlich geformte, nicht selten zweikernige Nervenzellen, auch verlagerte Ganglienzellen. Dem Charakter nach dürfte es sich um ein Glioblastoma multiforme handeln.

Fall 59. 36 Jahre alter Maler. August 1917 durch Minensplitter in der linken Schläfengegend verwundet. Verletzung des Gehirns mit Ausfallserscheinungen. Anfang 1923 Verschlimmerung. Linksseitige Hemianopsie. Juli 1923 deutliche Hirndruckerscheinungen. 28. Juli Eröffnung einer subduralen Zyste an der Verwundungsstelle. Am 9. VIII. Exitus an Pneumonie. Hier findet sich ein Gliom an der Contre-coup-Stelle, und zwar unter einem narbigen kernarmen zum Teil blutpigmenthaltigen Bindegewebe. Auch hier zystisch-nekrotisches, offenbar polymorphzelliges Gliom mit Blutungen.

Der dritte Fall war, wie der Autor meint, nicht einwandfrei genug, um ihn für seine Zwecke zu verwerten.

Fall 60. VOLLAND: Ein im Mai 1869 geborener Arbeiter sprang am 22. X. 1896 von einem fahrenden Eisenbahnzug und zog sich einen komplizierten Bruch des linken Stirnbeins zu. Bewußtlosigkeit, Krämpfe. Nach einer längeren Behandlung wurde er gesund und blieb es durch 20 Jahre. November 1917 Anfall von Bewußtlosigkeit, Kopfschmerzen, Schwindel. März 1918 epileptischer Anfall, Lähmung des rechten Arms, drei Wochen bewußtlos. Verschlimmerung des Zustandes. Häufung der Anfälle, starke Verwirrtheit. Am 17. III. 1925 Narbe an der linken Stirngegend klopfempfindlich. Fundus O. Am 6. IV. 1925 Operation über der Narbe. Es findet sich an der alten Bruchstelle des Schädeldaches eine scharfkantige Knocheninfraktion, die unter Defektbildung in der Hirnhaut in die Hirnsubstanz einschneidet. Ein Knochen wird entfernt, die Duralücke durch Faszientransplantation gedeckt. Der Kranke bleibt verwirrt, infiziert sich die Oberschenkelwunde und stirbt am 17. IV. 1925. Obduktion: Im linken Stirnpol dreieckiger, die Spitze der ersten, zweiten und dritten Stirnwindung betreffender, an der tiefsten Stelle 1 cm tiefer, mit wenig Hirngewebe bedeckter, sonst reaktionsloser Defekt. Es zeigt sich in der Umgebung dieses links, aber auch rechts, eine gliomatöse Veränderung, die von der Hirnnarbe ausgeht. Tumorbildung in der rechten Niere. Es finden sich in diesen gliomatösen Stellen Nester von Astrozyten, aber auch Riesengliazellen, wie bei der tuberösen Sklerose. In der Niere Adenom bzw. Fibrolipom.

Fall 61. KAUFMANN erwähnt in seinem Lehrbuch einen 19jährigen Mann, bei dem ein hühnereigroßes, zellarmes, faserreiches Gliom des oberen Parietallappens unter einer Schädelimpression sich fand.

Fall 62. BENEKE: Der erste Fall ist wohl kaum als traumatischer ansprechbar, denn es handelt sich bei der 52 Jahre alten Pat., die nach einer Unterschenkelfraktur gestorben war, um eine Epilepsie, die seit dem 14. Lebensjahr bestand (angeblich durch Schreck). Es besteht ein hühnereigroßes Gliom mit zentralen Zysten, angeblich alte Nekrose und Narbenbildung.

Fall 63. 50jähriger Mann ist mit dem Kopf gegen eine Mauer gestoßen. Kurze Zeit bewußtlos. Dann Besserung. Rasche Verschlimmerung und 52 Tage nach der Verletzung Exitus. Auch hier bestand ein Gliosarkom rechts im Okzipital- und Schläfelappen mit Nekrose.

Fall 64. Auch in diesem Fall, einen 50 Jahre alten Mann betreffend, der von einem Ochsen gegen die Stirn gestoßen wurde, ohne bewußtlos zu werden, und der bald wieder arbeiten konnte, zeigten sich nach drei Tagen Kopfschmerz und Schwindel, später Allgemeinerscheinungen eines Tumors. Nach sechs Wochen Besserung bis zum vollen Wohlbefinden. Nach vier Monaten Verschlimmerung und 136 Tage nach dem Unfall Exitus. In diesem Falle bestand ein malignes Gliom im Okzipitallappen, an einer Randpartie desselben von einem alten komprimierenden Haemosiderinring abgegrenzt, der als letzter Rest einer durch Contre-coup entstandenen Blutung aufgefaßt wurde.

Fall 65. MERKEL erwähnt in der Diskussion zu BENEKE einen 51jährigen Mann, der bei einer Schlägerei eine Kopfverletzung erlitt, dann allmählich psychisch verändert wurde und eine Lähmung zeigte. Am 37. Tag nach dem Unfall Trepanation, am 43. Tag Exitus. Sehr zellreiches, mandaringroßes hämorrhagisches Gliom.

Fall 66. GANZ beschreibt einen 49 Jahre alten Mann, dem am 2. II. 1926 eine 7 kg schwere Chamotteplatte auf den Kopf gefallen war. Kleine Wunde an der linken Schläfe, keine Bewußtlosigkeit. Erst am 15. II. 1926 konsultiert er den Arzt wegen zunehmender Schmerzen und eines vorübergehenden halbstündigen Sprachverlustes. Anfangs März Gedächtnisschwäche. Sensorische Aphasie, zunehmender Hirndruck, apraktisch-ataktische Erscheinungen. Operation: Glioblastom (Gliosarkom) an der Grenze zwischen Okzipital-, Temporal- und Parietallappen.

Fall 67. CUSHING (Tumors of Preadolescence), Fall 3: 9jähriges Mädchen. Fall auf den Kopf — seither unsicherer Gang — allgemeine Hirndruckerscheinungen. Stauungspapille. Fast keine Herdsymptome. — Zeit vom Unfall bis zur Operation nicht angegeben. Operation ergab Medullablastoma cerebelli (median).

Fall 68. PARKER und KERNOHAN: 29jähriger Mann stürzt im Jänner 1928 mit dem Hinterkopf auf einen Gasbehälter. Kurze Bewußtlosigkeit. Arbeitet dann weiter. Vier Stunden später allgemeine Konvulsionen, die sich in den nächsten 24 Stunden zwei- bis dreimal wiederholen. Er nimmt nach einer Woche die Arbeit wieder auf. Jaksonanfälle, beginnend im rechten Fuß, wozu sich bei der Untersuchung, neun Monate nach dem Unfall, eine zunehmende Schwäche im rechten Fuß und Bein gesellte. Operation: Spongioblastoma multiforme der Fronto-Parietalregion.

Fall 69. (Gleiche Autoren.) 15jährigem Pat., dem neun Wochen, bevor er wegen Kopfschmerzen und Ataxie an die Klinik MAJO gebracht wurde, eine Stange auf den Kopf fiel. Einige Minuten bewußtlos. Ging zu Fuß nach Hause. Eine Woche später starke Kopfschmerzen, Hirndruckerscheinungen, Ataxie. Nach acht Wochen Stauungspapille. Operation: Astrozytom im Wurm.

Fall 70. (Gleiche Autoren.) 40jähriger Mann wurde im Mai 1911 von einem Wagen niedergestoßen. Offene Wunde am Scheitel. Erst 1925 etwa beginnende Erscheinungen rechtsseitiger Jaksonanfälle im Gesicht und Arm, zunehmende Sprachstörung. Großes infiltrierendes Spongioblastoma multiforme in der linken Temporo-Parietalgegend.

Fall 71. (Gleiche Autoren.) 34jährigem Mann fiel im Jänner 1923 ein 25 Pfund schweres Stück Kohle aus einer Höhe von 10 bis 12 Fuß auf den Scheitel und veranlaßte dort eine heftig blutende Wunde. Keine Bewußtlosigkeit, er arbeitet in wenigen Minuten wieder weiter. Seither Kopfschmerzen, Reizbarkeit. Fünf Monate vor seiner am 18. IX. 1923 erfolgten Aufnahme an der Klinik wurde er nachlässig. Zwei Monate vorher Störungen der rechten Körperhälfte, schließlich Zunahme der allgemeinen Hirndruckerscheinungen. Am Kopfe links vom Scheitel kleine verheilte Narbe, in der Mitte zwischen Glabella und Coronarnaht. Es fand sich ein infiltrierendes, gefäßreiches Gliom der linken Frontalregion ohne scharfe Grenze, ein Spongioblastom, das, wie die Obduktion ergab, in den Balken und die kontralaterale Seite eingewachsen war.

Fall 72. DAMMER berichtet über einen 41jährigen Mann, der am 29. V. 1927 einen heftigen Schlag auf den Kopf erhielt, und zwar in der Scheitelbeinregion. Fünf Minuten bewußtlos. Dann weiter gearbeitet. Nach 14 Tagen Kopfschmerzen. Am 26. VIII. 1927 bereits Stauungspapille. Am 31. VIII. 1927 tot. Kleinapfelgroßes teleangiektatisches Gliom mit ausgedehnter Nekrose und hämosiderinhaltigen Nestern im linken Schläfelappen.

Fall 73. KISSINGER, der unter 3000 Unfallsgutachten 22mal solche wegen Geschwülsten gefunden hat, beschreibt auch drei Fälle von Gehirngliomen nach Unfall. Ein Fall scheidet wegen Geringfügigkeit des Unfalls aus.

35jähriger Mann erlitt angeblich im Mai seines Todesjahres durch einen Sturz gegen ein Treppengeländer eine Kopfverletzung. Anfang Juni Kopfschmerzen, zeitweise Krampfanfälle. 3. VIII. des gleichen Jahres Exitus. Taubeneigroße, ziemlich erweichte Geschwulst mit älteren und frischen

Blutungen im rechten Stirnhirn dicht unter der Rinde, die sich als Gliom erweist.

Fall 74. 25 jährigem Mann fiel am 5. II. ein Stück Holz aus 2 m Höhe auf die linke Schulter. 24. II. links Radialislähmung. Damals wird ein Gehirntumor vermutet. Exitus am 31. V. Kleinapfelgroßes Gliom mit alten und frischen Blutungen der stark ödematösen rechten Gehirnhälfte.

Fall 75. BECKMANN: 50 jähriger Mann stößt mit dem Schädel an einen eisernen Kessel, und zwar am 14. III. 1928. Seit dieser Zeit starke Kopfschmerzen. Er hat aber seit mehreren Jahren zeitweise über Schwindel und Kopfschmerzen geklagt, die seit dem Winter 1927 heftiger und häufiger wurden, wozu sich auch ein Augenflimmern hinzugesellte. Nach dem Unfall war er noch drei Wochen arbeitsfähig. Am 24. V. 1928 Aphasie, Bewußtlosigkeit. Am 1. VI. 1928 Exitus (10 Wochen nach dem Unfall). Gliom rechts vom Hinterhauptlappen bis zur Mitte des Gehirns reichend.

Fall 76. (Gleicher Autor.) Verwundung am 3. IV. 1915 durch Infanteriegeschoß. Bewußtlos. Sturz nach rückwärts in einen Graben. Es handelt sich um einen Steckschuß am Hals, der an der linken Schläfe eine Streifschußwunde verursacht hatte. Am 26. IV. 1915 wurde das Geschoß extrahiert. Am 16. II. 1916 Kopfschmerzen. Am 25. II. 1916 wird die Narbe im Temporalmuskel exzidiert, wonach die Kopfschmerzen schwinden. Am 2. IV. 1916 wiederum Kopfschmerzen, die seit 1918 sich dauernd wiederholen und im Jahre 1922 immer heftiger wurden, um sich im November mit allgemeinen Hirndruckerscheinungen zu verbinden. Da man den Tumor nicht lokalisieren konnte, wurde am 18. XI. 1922 ein bilaterales Cushingventil angelegt. Am 31. XII. 1922 Exitus. Obduktion: Gliom im linken Scheitellappen, zellreich, offenbar vom Typus des Spongioblastoma multiforme.

Fall 77. (Gleicher Autor.) Einem 58 Jahre alten Mann fiel im August 1925 ein 2 kg schweres Stück Eisen aus 8 m Höhe auf den Kopf. Bewußtlosigkeit. Unbedeutende Wunde. Bis Ende August gearbeitet. Damals Ohnmachtsanfälle. 6. X. Lähmung der linken Extremitäten. 10. X. Exitus. Gliom des rechten Schläfelappens an der Stelle des Contre-coup (Dauer zehn Wochen).

Fall 78. (Gleicher Autor.) Sturz einer Pat. über eine Treppe während des Krieges. Narbe am Kopf. 1924 Ohnmachtsanfälle. Sommer 1925 Jaksonanfälle. Anfang Oktober 1925 Verletzung durch Schläge in die linke Gesichtshälfte und Auge (sie spuckte Blut und verlor Blut aus der Nase, war nach dem Schlag bewußtlos). Ende Dezember 1925 leichte Sprachstörung. Fortschreitende Lähmung der rechten Extremitäten. 3. IV. 1926 Exitus. Apfelgroßes Gliom an der medialen Seite der linken Hemisphäre oberhalb des Balkens.

Fall 79. HASSELBACH: 42 Jahre alter Mann. Zwei Kriegsverletzungen. Vorher, am 18. IV. 1918, schwere Gesichtsverletzung durch Artilleriegeschoß. Bewußtlosigkeit. Seit der Verwundung schlaflos, Kopfschmerzen, Schwindelanfälle neben diesen Kopfschmerzen, ferner Schluckbeschwerden, Ohnmachtsanfälle. Am 16. III. 1930 Atemlähmung, Tod. Typisches ependymales Gliom, das den ganzen IV. Ventrikel ausfüllt und aus dessen Ependym hervorgegangen ist.

Fall 80. DE MARTEL et GUILLAUME: Soldat, der im Jahre 1917 schwer verletzt wurde. Das Projektil drang in die linke Fronto-Parietalregion. Sechs Trepanationen. Zehn Jahre gesund, mit Ausnahme einer leichten Schwäche des rechten Arms. Vor drei Jahren epileptische Anfälle nach heftigen Kopfschmerzen. Darnach rechtsseitige Hemiplegie. Die Jaksonanfälle bleiben. Bei der Operation findet sich eine kleine Zyste, in deren

Zentrum ein Knorpelspan liegt, der von dem bei einer Operation zur Deckung verwendeten Knorpel herrührt. Es wird ein wenig umliegende Gehirnsubstanz mit entfernt und es zeigt sich, daß diese den Charakter des Glioms aufweist.

Fall 81. GLOBUS: Eine stets gesunde Frau hatte nur während der Menses Kopfschmerzen und Üblichkeiten. Drei Wochen vor ihrer Spitalsaufnahme beim Baden mit dem Kopf aufgeschlagen. Stirnkopfschmerzen. Fünf Tage später Lähmung im linken Arm und Bein. Stupor, bilaterale Neuritis optica, zunehmende Stauungspapille, wachsender Hirndruck. Operation. Verschlimmerung. Drei Monate nach ihrer Einlieferung, also zirka vier Monate nach dem Unfall, Exitus. Spongioblastoma multiforme mit eigenartiger Zystenbildung.

Fall 82. CUSHING: In einer seiner letzten Arbeiten über intrakranielle Tumoren führt CUSHING einen 11jährigen Knaben, an, der am 29. III. 1920 aufgenommen, 18 Monate vorher einen Autounfall ohne Symptome hatte. Acht Wochen vor seiner Aufnahme morgendliches Erbrechen, dann rasche Entwicklung zerebellarer Erscheinungen. Am 8. IV. 1920 Operation. Es fand sich ein subpialer Tumor im Unterwurm mit Herniation der zystisch veränderten Tonsille in den Spinalkanal. Bei der Lateralinzision in die Hemisphäre fand sich eine große Zyste. Diese Zyste ergab in der Tiefe einen Tumor, der als unipolares Spongioblastom angesprochen wurde.

Fall 83. (Gleicher Autor.) 22 Jahre alter Mann. Verletzung beim Fußballspiel. 16 Tage später Spitalsaufnahme. Hirndruck mit Kleinhirnsymptomen. Man nahm zuerst ein subdurales Hämatom an. Der Pat. starb kurze Zeit später. Man fand kein Zeichen vom Unfall, aber rechts in der Kleinhirnhemisphäre ein typisches Medulloblastom.

Fall 84. DAVIDOFF et FERARO: Pat., der mit 14 Jahren beim Baden mit dem Kopf gegen einen Stein stieß. Hautwunde. Keine Bewußtlosigkeit. Darnach Kopfschmerzen und gewisse psychische Störungen. Mit 17 Jahren Doppeltsehen. Mit 19 Jahren total blind. Später Taubheitsgefühl der linken Seite und Lähmung. Im Alter von 22 Jahren Zuckungen vom Jacksontypus im rechten Mundwinkel beginnend. Ein Jahr später Zunahme der Konvulsionen. Exitus im Status epilepticus. Starker Hydrocephalus, Pinealom.

Fall 85. GLOBUS (Tumor der Vierhügelplatte): 11 Jahre altes Mädchen fiel im 9. Lebensjahr und schlug sich den Kopf an. Das wiederholte sich noch zweimal. Vier Monate vor der Aufnahme abdominale Schmerzen, Übelkeit, gelegentlich Erbrechen, später Kopfschmerzen. Fünf Wochen vor der Aufnahme Doppeltsehen, schlechteres Sehen, Stauungspapille. Zehn Wochen nach der Aufnahme Exitus. Großer Tumor vom Oberwurm über die Vierhügel nach vorne wachsend. Scheinbar ein Pinealom.

Fall 86. GLOBUS und SIEBERT: 20 Monate alter Knabe. Fünf Wochen vor seiner Aufnahme Sturz mit Aufschlagen des Kopfes. Drei Stunden später Blutungen aus dem Munde. Während der nächsten zwei Wochen heftiges Erbrechen. Konvulsionen. Exitus. Typisches Pinealom.

Fall 87. 11 Jahre altes Kind. Zwei Jahre vor der Aufnahme gesund. Damals Sturz über die Treppe mit Aufschlagen des Kopfes. Vier Monate vor der Aufnahme Erbrechen. Zwei Monate später Kopfschmerzen. Drei Wochen später Doppeltsehen, schlechtes Sehen. Operation (Zeit nicht angegeben). Exitus. Mächtiger Tumor, offenbar Pinealom, den ganzen Seitenventrikel ausfüllend.

Fall 88. DONINI: 23jähriger Mann wurde am 12. I. 1929 wegen eines linksseitigen Stirnhirntumors operiert. Der Zustand besserte sich nicht wesentlich und der Kranke starb am 12. IV. 1930. Es fand sich neben einem Glioblastom des linken Stirnhirns ein Tumor, der anscheinend von den Meningen ausgeht und sich um einen Gazestreifen, der in einer scheinbar bindegewebigen Hülle lag, entwickelt hatte. Der Autor sieht in dem Tumor in Anlehnung an die neueren Autoren ein Meningoblastom bzw. eine Metastase des Spongioblastoms.

Fall 89. (Eigener Fall.) 35jährige Frau stürzt im Alter von 11 Jahren von einem Ast, wobei sie sich das linke Schienbein zersplittert. Es bestand anscheinend hier eine Bewußtlosigkeit. Ein Jahr darnach treten bereits Kopfschmerzen auf, die sich dann besserten. Erst nach einer Entbindung — zehn Jahre später — neuerdings Kopfschmerzen und schlechtes Sehen auf einem Auge. 13 Jahre nach dieser letzten Attacke plötzliches Auftreten von Bewußtlosigkeit. Seither Kopfschmerzen, schwankender Gang — kurz, Erscheinungen eines Tumors. Die Pat. wird dann operiert und geht nach der Operation zugrunde. Es findet sich ein Gliom der Vierhügelplatte, das anscheinend von dem hinteren Abschnitt des Thalamus ausgeht. Die Zirbel wird nicht gefunden. Der Fall stammt aus einer sehr frühen Zeit, so daß über den Charakter des Tumors nichts weiter ausgesagt wird. Auffällig ist nur die lange Dauer (24 Jahre nach dem Unfall) und das Auftreten der ersten Symptome ein Jahr nach dem Unfall, sowie die auffallenden Intermittenzen, die nur durch das durch die Geburt provozierte Wiederaufflackern geringfügiger Erscheinungen unterbrochen werden.

Fall 90. (Eigener Fall.) L. B., 39jähriger Mann, stürzt in seinem 25. Lebensjahr aus 3 m Höhe herab. Bewußtlosigkeit. Zwei Jahre darnach bereits epileptiforme Anfälle, die dann wieder aussetzten, um nach einem Jahr wieder aufzutreten. Erst sieben Jahre darnach erste Lähmungserscheinungen. Nach weiteren sieben Jahren wurde der Tumor operiert. Es fand sich ein Gliom, das nicht total entfernt werden konnte, obwohl es ziemlich oberflächlich saß, aber sehr weit in die Tiefe reichte. Von einer Narbe ist leider nichts vermerkt. Eine Knochenimpression war nicht vorhanden, nur erschien der Knochen in der Umgebung des Tumors auffällig rauh. Die Gesamtdauer vom Unfall gerechnet bis zur Operation ist 14 Jahre, vom Auftreten der ersten Symptome 12 Jahre.

Fall 91. (Eigener Fall.) Der Pat., der im Kriege (1916) zweimal durch Lawinen verschüttet wurde (Zeitpunkt läßt sich nicht genau fixieren), bekommt ein Jahr nach Beendigung des Krieges rechtsseitige Jacksonanfälle: Dauer bis zum ersten Auftreten der Symptome drei Jahre. Diese Anfälle bleiben bestehen, häufen sich und da sich später auch Sprachstörungen dazugesellen, wurde er im August 1929, also zehn Jahre nach den ersten Anfällen, aufgenommen und zeigte jetzt erst beginnende Stauungspapille. Es findet sich in der angenommenen Gegend ein handtellergroßer, unscharf begrenzter Tumor, der sich am ehesten in die Gruppe des Spongioblastoma multiforme einreihen läßt.

Neurinome.

Fall 92. Brückner (Fall aus dem Jahre 1867): 28 Jahre alte Frau. 1851 erlitt sie heftigen Fall mit dem Hinterkopf auf dem Eise, 1854 Andeutung von Ataxie und Neigung zum Fallen. Während einer Schwangerschaft Schwinden aller Symptome. 1860 Anfall von starken Hinterkopfschmerzen, Schüttelfrost, Zähneklappern, auch Obskurationen. 1862 Abnahme des Gehörs auf dem linken Ohr. 1865 Steigerung aller Symptome, Trigeminusaffektion. Exitus: Jänner 1866. Es wurde mit Rücksicht auf die klinischen

Erscheinungen ein Tumor der hinteren Schädelgrube links angenommen. Es fand sich in dem Kleinhirnbrückenwinkel ein hühnereigroßer Tumor, der nach der mangelhaften histologischen Untersuchung wohl als Neurinom betrachtet werden muß.

Fall 93. WEYGANDT: Einem $38^1/_2$ Jahre alten Pat. fiel am 29. IV. 1910 ein Stein von einem Gerüst auf den Hinterkopf. Lediglich leichte Hautverletzung. Arbeitet ruhig weiter. Es sollen gleich Schwindelanfälle, Erbrechen und Sehbeschwerden aufgetreten sein. Trotzdem arbeitete er vom 17. V. durch weitere fünf Wochen, gab aber wegen des Erbrechens die Arbeit wieder auf. Damals bereits Papillitis. Doch soll der Pat. schon vor dem Unfall über Sehstörungen geklagt haben. Ein halbes Jahr nach dem Unfall gibt der Pat. an, daß er seit zwei Jahren rechts nicht mehr gut höre und seit einem Vierteljahr vor dem Unfall nicht mehr ordentlich sehe. Aus dem Untersuchungsbefund konnte WEYGANDT nicht ganz ein halbes Jahr nach dem Unfall bereits die Diagnose eines Kleinhirnbrückenwinkeltumors stellen, genau ein Jahr nach dem Unfall Exitus. Es fand sich ein Neurinom im Kleinhirnbrückenwinkel.

In dem grundlegenden Werk CUSHINGS findet sich eine ganze Reihe von Neurinomen nach Unfall.

Fall 94. (Fall 2.) 25 Jahre alter Mann. Acht Jahre oder mehr vor der Aufnahme im März 1906 Fall auf das linke Hinterhaupt. Oberflächliche Hautwunde. Keine Folgeerscheinungen. Seit einigen Jahren links schlechteres Sehen. Seit neun Monaten vor der Aufnahme erst Erscheinungen. April 1906 Operation. Typisches Neurinom.

Fall 95. (Gleicher Autor, Fall 7.) Mai 1910 aufgenommen. 43 Jahre alte Frau, die 1906 ein schweres Schädeltrauma durch einen Fall mit Sturz auf den Hinterkopf erlitt. Bei der Operation wurde kein Tumor gefunden, doch kränkelte die Pat. weiter, bekam schwere Symptome und starb am 30. IV. 1911. Es fand sich ein rechtsseitiger Akustikustumor.

Fall 96. (Gleicher Autor, Fall 10.) 28 Jahre alter Mann. Am 23. IV. 1911 aufgenommen. 20 Jahre früher schlug er mit dem Kopf gegen eine Tischecke. Darnach Erbrechen, aber keine ernsteren Folgen. 1907 Beginn der Erkrankung am linken Ohr. Die Symptome entwickelten sich allmählich. Am 27. IV. 1911 Operation eines linksseitigen Akustikustumors.

Fall 97. (Gleicher Autor, Fall 28.) 30 Jahre alte Frau. März 1914 aufgenommen. Einige Jahre früher Sturz auf dem Eise mit Verletzung des Hinterhauptes. Seit drei Jahren Störungen des Gehörs. Typische Erscheinungen. Nach zwei Fehloperationen am 22. I. 1917 zum dritten Male operiert. Linksseitiger Akustikustumor.

Fall 98. (Gleicher Autor, Fall 29.) 49 Jahre alter Mann. Jänner 1917 aufgenommen. Als Soldat zahlreiche Schädeltraumen. 1900 Sturz vom Pferd auf den Hinterkopf mit Basisfraktur. Seit Kindheit schlechtes Hören auf dem linken Ohr. Seit drei Jahren Kopfschmerzen im Hinterhaupt und der Stirn links. Seit zwei Jahren lichtscheu. Seit 18 Monaten zerebellare Anfälle. Die Symptome sind nicht sehr deutlich. Am 26. I. 1917 Operation eines linksseitigen Akustikustumors.

Fall 99. HAARDT, W.: 53 Jahre alter Mann. Vor 28 Jahren Säbelhieb über die Nase, das linke Auge und das linke Ohr. Seither links schlechteres Sehen. Sechs Jahre später Eiterung des linken Auges, das zum Verlust desselben führte. Am 10. VI. 1912 Nebel vor dem rechten Auge. Seit der Verletzung Taubheit links. Seit vier Jahren Schwerhörigkeit rechts. Die objektive Untersuchung ergibt eine inveterierte Lues der Nase und der beiden

Ohren. Der Pat. erliegt im Laufe des Jahres 1913 (wann, fraglich) einer Lungenentzündung. Bei der Obduktion wird ein Akustikustumor rechts gefunden. Die genaue Untersuchung des Ohres zeigte, daß auch rechts Frakturlinien in der Labyrinthkapsel gefunden wurden. Der Autor schreibt: „Es bestanden hier zwar Frakturlinien in der Labyrinthkapsel, aber es war die Fraktur scheinbar ohne nachträgliche Folgen und die Schwerhörigkeit war allein durch den Akustikustumor zu erklären."

Fall 100. BECKMANN: 37 jähriger Mann wurde im Kriege viermal verwundet. Linke Hand, linke Schulter, rechter Oberarm, rechter Fuß und Kopf. August 1916 Granatsplitterverletzung des rechten Arms und am Hinterkopf angeblich leicht. Nach drei Wochen Frontdienst. Seit der Heimkehr aus dem Felde Unsicherheit der Bewegungen. Arbeitet bis Mitte 1924, dann Kopfschmerzen, die zunehmen. Ataxie, Erblindung. Tod am 25. III. 1926. Linksseitiger Kleinhirnbrückenwinkeltumor. Dauer zehn Jahre.

Fall 101. Hier will ich auch einen eigenen Fall anführen, der einen 36 jährigen Mann betrifft. Gleich nach Absolvierung der Schule stürzte er beim Montieren einer Maschine auf den Kopf und war einige Tage krank. 1917 wurde er im Kriege verschüttet, aber nach drei Tagen war er wieder dienstfähig. Es traten später heftige Kopfschmerzen auf, die ihn aber erst im Juli 1927, trotzdem die Erscheinungen seitens des Nervensystems inzwischen sehr ausgesprochene geworden waren, an die Klinik zwecks Operation brachten. Die Erscheinungen (Lähmung der linksseitigen Extremitäten mit lebhaften Sehnenreflexen) wiesen auf einen Prozeß des rechten Stirnhirns. Als man die Dura dort öffnete, fanden sich im Bereiche des hinteren Stirn- und vorderen Schläfenlappens ziemlich ausgedehnte, flächenhafte alte Blutungsherde. Ein Tumor wurde nicht gefunden. Der Kranke starb nach dem Eingriff und es fand sich im linken Kleinhirnbrückenwinkel ein zum Teil zystisch umgewandelte, zum Teil von Hämorrhagien durchsetzter und nekrotischer Geschwulstknoten, der sich bei der histologischen Untersuchung als Neurinom erweist. Hier war offenbar bei der Lawinenverschüttung ein subdurales Hämatom entstanden, das sich scheinbar organisiert hat und bei der Organisation zu den Erscheinungen führte, die klinisch auf einen Tumor bezogen wurden. Indessen fand sich auf der Gegenseite ein Neurinom, allerdings im Zustande schwerster Schädigung. Es ist natürlich kein Beweis dafür zu erbringen, aber der Fall erinnert in mancher Beziehung an den von HAARDT, denn wir haben hier ein Trauma in der Jugend, dann zehn Jahre vor der Operation die Verschüttung und könnten gut annehmen, daß einer dieser beiden Vorgänge, vermutlich der erstere, da der Pat. darnach längere Zeit krank war, den Anlaß für die Entstehung des Neurinoms gegeben hat.

Meningiome.

In diese Gruppe nehme ich alle von den Meningen ausgehenden Tumoren. Also nicht nur die früheren Endotheliome, sondern auch Tumoren, die von den weichen Hirnhäuten ausgehen.

Fall 102. Vielleicht gehört hierher der Fall von TOBY COHN. 49 jähriger Mann. Sturz am 8. II. 1896 auf das Gesicht. Nach 10 bis 14 Tagen erst wegen Kopfschmerzen und Unsicherheit im Gehen Aufhören zu arbeiten. Am 8. IV. 1896 typische Hemiplegie links. 13. IV. 1896 Aufnahme. Doppeltsehen. Neuritis optica. 10. V. 1897 Exitus. COHN bezeichnet den Tumor als Fibrom, von den Meningen ausgehend.

Fall 103. RIZOR: 42 jähriger Mann schlägt beim Abspringen vom Eisenbahnzug mit dem Kopf auf das Geleise (1896). Seitdem häufige Kopfschmerzen. 1904 bereits Erscheinungen eines rechtsseitigen Okzipitaltumors. Februar 1905 Exitus. Taubeneigroßes Endotheliom rechts okzipital.

Fall 104. LESZYNSKY: 25 Jahre alter Mann. Vor zwei Jahren Faustschlag über der rechten Schläfe, anscheinend unbedeutend. Hatte aber während der folgenden sechs Monate heftige Schmerzen, die sich rechts im Gesicht und Schläfe ausbreiteten. Dann allgemeine Hirndruckerscheinungen, schließlich Stauungspapille. Es wurde ein rechtsseitiger temporaler Tumor angenommen. Der Pat. wurde aber vor der Operation komatös und starb. Es fand sich nur in der angenommenen Gegend ein Knochensplitter der Tabula interna, der die Dura durchbohrt hatte und um den herum sich ein Endotheliom entwickelt hatte.

Fall 105. CURSCHMANN: 68jährige Frau. Vor $1^1/_2$ Jahren Schädelbruch mit Eindellung der rechten Scheitelgegend. Auffallend latente Entwicklung einer Erkrankung. Genau der Unfallsstelle entsprechend zwei ansehnliche, gelappte Fibrosarkome der Dura mater. Der Tod erfolgte durch Hirnödem.

Fall 106. MENDEL: 49jähriger Mann erlitt am 8. II. 1896 eine Verletzung am linken Fuß. Nach zehn Tagen Steifigkeit im linken Arm und Bein. Keine Kopfverletzung. Exitus am 10. XI. 1896. Hühnereigroße Geschwulst (Fibrom), welches von der weichen Hirnhaut ausging und zwischen dem vorderen Teil der Großhirnrinde lag.

Fall 107. MOSBACHER: 57jähriger Mann, schwerer Alkoholiker. Vor acht Jahren schwerer Sturz vom Rad mit Bewußtlosigkeit. Jänner 1929 nach Zuckungen in den Armen, Beinen, Schwindelanfällen Aufnahme in das Krankenhaus. Es wird eine Neurofibromatose konstatiert, aber eigentlich keine Herderscheinungen des Gehirns. Es wird schließlich ein Hirntumor angenommen und wegen allgemeiner Verschlimmerung ein subtemporales Ventil angelegt. Es findet sich ein Meningiom des linken Stirnhirns.

Fall 108. OESTERLEN: Angeblich während des Krieges durch Sturz von Sandsäcken auf den Kopf und durch Anstoßen des Kopfes gegen einen Balken verunglückt. Jahr des Unfalles unsicher (1916 oder 1918). 1918 bereits epileptische Anfälle. 1930, nachdem sich die Anfälle verstärkt hatten, plötzlicher Tod. An der Unterfläche des Stirnhirns Psammom.

Fall 109. DE MARTEL et GUILLAUME (Fall 9): 32jähriger Mann. Im Alter von 15 Jahren heftiger Sturz auf den Kopf. Februar 1929 Schwäche im linken Arm. März 1929 epileptische Anfälle. Jedenfalls bestanden im Dezember 1929 noch die Anfälle. Der Pat. wurde operiert. Es fand sich ein großer meningealer Tumor fronto-parietal. Der Tumor wird als Meningoblastom bezeichnet. Nach dem Alter des Pat. muß man die Zeit zwischen dem Unfall und dem Ausbruch der Erkrankung mit zirka 16 bis 17 Jahren bezeichnen.

Fall 110. REICHE: 36jähriger Mann. 1899 Lues. 1900 Sturz aus 10 m Höhe auf den Kopf. Kurze Bewußtlosigkeit, hustet Blut. Am 5. I. 1912 nach Alkoholexzeß Krampfanfall. Die Anfälle wiederholen sich und betrafen den linken Arm und den Kopf. Im März 1912 links Parese. Es wurde an der Stelle des alten Trauma operiert und es fand sich dort eine scharf lokalisierte Depression des Scheitelbeins, genau dem Sitz der Verletzung entsprechend, und um diese herum ein Endotheliom der Dura.

Fall 111. OLIVECRONA: 53 Jahre alte Krankenpflegerin. Angeblich schon vor dem Unfall krank; November 1930 (ziemlich intensiv) Kopftrauma in der Stirnregion ohne Verlust des Bewußtseins. Seither Kopfschmerzen, Gedächtnisverschlechterung anfallsweise. Links VII-Parese, Linksparese der Körperhälfte. Harninkontinenz, leichte Stauungspapille rechts. Meningiom des vorderen Sinusdrittels. Nach Operation am 18. XI. 1931 nahezu völlige

Heilung auch der psychischen Störungen und der Harnstörung. Aus der Krankengeschichte ist nicht ersichtlich, ob die letzteren auch vor dem Trauma bestanden haben.

Fall 112. (Gleicher Autor.) 45 Jahre alter Bergmann erlitt mehrere Kopftraumen, zum letzten Male im Jahre 1927. Schlag durch Fall eines Baumes auf die linke Scheitelgegend. Zehn Minuten bewußtlos. Seit zwei Jahren Klopfen in der linken Schläfengegend. Sonst immer gesund. Ende 1928 Gefühl des Einschlafens der rechten Hand. Gedächtnisabnahme, Stauungspapille. Erste Operation am 28. V. 1929. Doppeltsehen, parasagittales Meningiom des hinteren Sinusdrittels. Deutliche Knochenusur über dem Tumor.

Fall 113. (Gleicher Autor.) 28 jähriger Mann erlitt im Jahre 1923 ein kräftiges Kopftrauma. Keine Folgen. Frühjahr 1929 psychisch verändert. Oktober 1929 Kopfschmerzen. Jänner 1930 Miktionsstörungen. August 1930 Sehstörungen, Stauungspapille. I. Operation, 20. X. 1930. II. Operation, 28. X. 1931. Falx Meningiom.

Fall 114. (Gleicher Autor.) 35 Jahre alte Frau. Vor fünf Jahren schweres Schädeltrauma. Vor $3^1/_2$ Jahren Kopfschmerzen. Seit drei Jahren epileptische Anfälle, psychische Störungen, Stauungspapille. Operation am 5. XII. 1933: Doppelseitiges parasagittales Meningiom des hinteren Sinusdrittels.

Angiome.

Hier ist wohl der Fall von MAASS aus dem Jahre 1880 der älteste. Es fand sich ein Angiom der Stirn nach einer Schlagverletzung.

Fall 116. CHRISTIANSEN: 21 Jahre alter Mann. Sturz vom Pferd auf den Kopf. Kein Bewußtseinsverlust. Er ritt weiter. Schon kurz darnach Parästhesie der rechten großen Zehe und Konvulsionen, die dort beginnen und sich dann über die ganze rechte Seite erstrecken. Parese links. Später Attacken mit Aphasie. Es findet sich ein kavernöses Angiom.

Fall 117. CUSHING and BAILEY (Fall 2): 30 jähriger Mann. Am 14. III. 1921 aufgenommen. Drei Gehirnerschütterungen im Alter von 6, 8 bzw. 15 Jahren. 1917 erster Jacksonanfall. März 1921 Operation. Angioma venosum serpentinum ungefähr in der Gegend des Armzentrums.

Fall 118. (Fall 11) 26 jähriger Mann. 12. IV. 1926 aufgenommen. Als siebenjähriges Kind wurde er von einem Pferd in das Gesicht gestoßen. Seit 1919 Kopfschmerzen in der linken Temporalregion. Rapide Verschlimmerung des Sehvermögens am linken Auge. 1921 Opticusatrophie. Es zeigten sich dann Erscheinungen, die auf einen Gefäßtumor schließen ließen und es fand sich ein Aneurysma cavernosum der linken Okzipitalregion.

Sarkome.

Hier muß man mit der Diagnose sehr vorsichtig sein, da unter diesem Begriff vieles zusammengefaßt wird, was sicherlich zum Teil unter die Meningiome, zum Teil unter die blastomatösen Gliatumoren gehört.

Fall 119. BYROM BRAMWELL: 20 jährige Frau. Mit neun Jahren Sturz auf den Kopf. Erbrechen. Mit 17 Jahren Kopfschmerzen, Neuritis optica. Mit 20 Jahren Exitus. Rechtsseitiges großes fronto-centro-parietal sitzendes Sarkom.

Fall 120. LEISER: 29 jährige Frau. Im Alter von zwölf Jahren Fall von einem Heuwagen mit dem Kopf voran. Fraktur des rechten Stirnbeins. 16 Jahre später allgemeine Tumorerscheinungen und ein Jahr darnach

Exitus. Der Hautnarbe entsprechend, an der Innenfläche des Knochens ein haselnußgroßes Osteom, im rechten Stirnlappen ein Tumor von der Größe einer Kindermilz. Der Charakter desselben ist aus den Angaben nicht ganz sicherzustellen.

Fall 121. LÄHR: 33jährige Frau hatte im April 1897 vorübergehende Kopfschmerzen. Ende Juni 1897 Sturz von der Leiter auf den Kopf. Dann traten allgemeine Hirndruckerscheinungen auf, auch Lähmungserscheinungen. August 1897 Besserung. September 1897 Amaurose. Ende des Jahres 1897 totale Amaurose und linksseitige Hemiparese. Es fand sich ein Sarkom der rechten Zentralwindung.

Fall 122. HANDFORD: 43 Jahre alter Mann. Sturz auf den Kopf. Vier Monate darnach psychische Störungen, links Parese, Neuritis optica. Der Pat. wurde operiert, starb und es fand sich ein vaskuläres Sarkom.

Fall 123. LINDSAY: Schwindel, Trauma, bald darnach Tumorsymptome. Säulenzelladenom des Cerebellum, das auch den IV. Ventrikel erfüllte. Sechs Monate Dauer.

Fall 124. DINKLER: 40jähriger Mann. Mitte Juni 1900 Quetschung des Hinterkopfes. Ziemlich stark blutende Weichteilverletzung. Nach 14 Tagen Heilung. Anfang Juli des gleichen Jahres bereits Allgemeinerscheinungen. Beginn aphasischer Symptome. Am 27. VII. Stauungspapille. Wiederholtes Coma. Ende August oder Anfang September Exitus. Es fand sich ein Hämangiosarkom der linken Großhirnhemisphäre, das die Ventrikel erfüllte und auf die rechte Hemisphäre überging.

Fall 125. LIEFMANN: Der Pat. stieß im März 1900 mit der rechten Stirngegend gegen einen eisernen Türrahmen. Stark blutende Wunde, die nach 14 Tagen heilte. Anfang Dezember 1900 Kopfschmerzen. Später Jacksonanfälle links. Mitte Oktober 1901 rapide Verschlechterung, Stauungspapille. 3. I. 1902 Operation, wobei von der Mitte der Narbe ausgegangen wird. Darunter findet sich ein Spindelzellsarkom.

Fall 126. BLÜHDORN (Fall 1): 49jähriger Mann wurde von einem Eisenbahnwagen an die Wand gequetscht. Doppelseitiger Beckenbruch. Vor drei Jahren flogen ihm bei einer Explosion heiße Metallsplitter gegen die linke Kopfseite. Kurze Bewußtlosigkeit. Nach wenigen Tagen Heilung. Bald darnach Kopfschmerzen. Nach einem Jahr geistige Beeinträchtigung, Sprachstörung, so daß die Diagnose progressive Paralyse gestellt wurde. Später Zuckungen der rechten Extremitäten, die ein halbes Jahr vor dem Tode in totale Lähmung übergingen. 30. I. 1903 Exitus. Die Obduktion ergibt eine Geschwulst im linken Schläfenlappen, die von erweichter Hirnsubstanz umgeben ist. An der Basis des Schläfenlappens zweite Geschwulst mit der Dura verwachsen. Die mikroskopische Untersuchung ergibt in beiden Geschwülsten ein Spindelzellsarkom.

Fall 127. (Gleicher Autor, Fall 2.) Zehnjähriges Kind fiel vor zwei Jahren aus einem $1^1/_2$ m hohen Korbwagen mit dem Kopf auf die Erde. Ein Jahr völlig gesund. Seit Mai 1902 häufiges Erbrechen. Weihnachten 1902 wird dieses heftiger. Es tritt Schwindel auf. Ende Jänner 1903 Schwäche der linken Seite. März unsicherer Gang. Schon Februar 1903 Stauungspapille und Ataxie. Seit zwei Monaten völlige Erblindung. Der Autor nimmt ein perivaskuläres Rundzellsarkom an. Nach der Schilderung aber dürfte es sich wohl um ein Medulloblastom gehandelt haben.

Fall 128. (Gleicher Autor, Fall 3). 54jähriger Mann. Vor $1^1/_2$ bis 2 Jahren fiel ihm eine zirka 1 Pfund schwere Schraube von 2 m Höhe auf den Hinterkopf. Er arbeitet weiter. Seither Hinterhauptschmerzen, dann Schwindelanfälle, Symptome seitens des Kleinhirns. Kleinapfelgroßer Tumor der linken Kleinhirnhemisphäre. Annahme eines kleinzelligen Rundzellsarkoms bzw. Perithelioms.

Fall 129. (Gleicher Autor, Fall 4.) 50jähriger Frau fiel ein Jahr vor ihrem Tode eine schwere Eisenstange von links auf den Kopf. Bewußtlosigkeit. Seither Kopfschmerzen, die immer stärker wurden. Sechs Wochen vor ihrer am 9. X. 1908 erfolgten Aufnahme Erbrechen, links Parese, Stauungspapille. Geschwulst der rechten Hemisphäre nach links übergreifend, kleinzelliges perivaskuläres Rundzellsarkom.

Fall 130. REINHARDT: 57 Jahre alter Mann. Seit 1922 zunehmende Erblindung links. 1923 Kopfschmerzen. 29. VIII. 1924 wird ein Stirnhirntumor angenommen. Vorwiegend psychische Erscheinungen. Am 21. XII. 1926 Exitus. Es fand sich ein Karzinom des Pylorus. Das Gehirn ist mit dem usurierten Stirnbein stark verwachsen. Im Stirnhirn eine mandarinengroße Geschwulst von den Frontalpolen bis zum Chiasma reichend. Die Basis des Stirnhirns wird durch diese Geschwulst eingedellt. Mit den Hirnhäuten hängt die Geschwulst nur locker zusammen. Nahe der Basis des Tumors ein spiralig gewundener, 1 cm langer, $^1/_3$ mm breiter metallischer Fremdkörper (Draht). Sarkomatöse Meningealgeschwulst um einen Fremdkörper herum.

Fall 131. DAMMER: 17 Jahre alter Knabe. Oktober 1926 Sturz auf den Kopf beim Geräteturnen. Keine wesentlichen Erscheinungen. Mitte Dezember Kopfschmerzen. 26. I. 1927 Stauungspapille, Schwanken beim Stehen. Es tritt dann der Tod ein (Datum fraglich). Rechts im Schläfelappen Sarkom.

Fall 132. Hier anzufügen wäre noch der eigenartige Fall eines Tumors des Schädeldaches von SCHELLENBERG.

76 Jahre alter Mann, bei dem sich seit ungefähr 26 Jahren nach einem Unfall (Balkensturz auf den Kopf) ein Knochentumor entwickelt hat. Er wird als traumatisch angesehen, entweder als Fibrom oder als geheilte Ostitis deformans, daneben Carzinom der Rachenwand mit Metastasen.

Granulationsgeschwülste.

Fall 133. BYROM BRAMWELL (Fall 12): Neun Jahre altes Mädchen. Verletzung am Hinterkopf. Erbrechen. Seither krank. Vier Monate nach dem Unfall rechts Jacksonanfälle, Neuro-Retinitis. 23. VI. 1878, neun Monate nach dem Unfall, Exitus. Tuberkel in der rechten Kleinhirnhälfte.

Fall 134. HAFNER: 30jähriger Mann. Schläge auf den Kopf. Bewußtlos. Nach 16 Wochen wieder hergestellt (1. IX. 1883). November 1887 Kopfschmerzen, Schwindel, Stauungspapille. Exitus. Kleinhirntuberkel von den Meningen ausgehend.

Fall 135. BRAUNEG: 32jähriger Mann. Am 1. VIII. 1896 durch ein herabfallendes Steinstück hinter dem linken Ohr verletzt. Nach acht Tagen Heilung der Wunde. Anfang September Hinterhauptkopfschmerzen, dann Stauungspapille, allgemeine Symptome. 6. IV. 1897 Exitus. Links Kleinhirntuberkel.

Fall 136. GRÜNWALD: 2. III. 1903 Sturz aus 1,3 m Höhe. Kleine Verletzung der Kopfhaut. Keine ernsteren Folgen. Jänner 1904 Kopfschmerzen, die sich steigerten. Rechts Parese, Sprachstörung. Links walnußgroße Tuberkel.

Fall 137. MENDEL: 46 Jahre alter Mann. 1893 Tuberkulose. 5. IV. 1894 Verletzung am rechten Scheitelbein. Seither Kopfschmerzen. Versucht nach sechs Wochen zu arbeiten, mußte dies aber wegen Schwindel nach 14 Tagen aufgeben. Schon August bis Dezember 1894 Symptome einer Gehirnkrankheit. 5. II. 1895 Zuckungen im linken Arm und Gesicht mit vorübergehender Parese des linken Arms, später auch des linken Beins. Stauungspapille. Annahme eines Tuberkels der rechten Hemisphäre.

Fall 138. LÄHR: 33jährige Frau. Zwei Monate nach heftigem Schlag gegen die rechte Kopfseite traten Symptome eines Hirntumors auf. Es fand sich ein Gumma über dem rechten Gyrus supramarginalis.

Zystizerken.

Fall 139. (Eigener Fall. 3. Fall 1912.) 25jährige Frau. Sturz auf das Hinterhaupt (Mitte 1908). Commotio. Sechs Wochen krank. Kopfschmerzen, Schwindel, Erbrechen, die später nur anfallsweise auftraten und sich schließlich verloren. Erst am 25. I. 1909 traten sie wieder auf. 1912 ausgesprochene Tumorerscheinungen. Exitus. Die Obduktion ergibt einen Zystizerkus am Boden des IV. Ventrikels.

Fall 140. SALINGER und KALMANN: 29jähriger Mann. Mai 1926 von Auto niedergestoßen. Halbe Stunde bewußtlos. Schon bei der ersten Untersuchung nach dem Unfall Doppeltsehen. Einige Tage später Kopfschmerzen und Verschwommenheit beim Sehen. 21. VII. 1926 keine postkommotionellen Beschwerden. Aber schon zehn Tage später vage Erscheinungen seitens des Nervensystems. Pat. nahm aber schon am 15. XII. 1926 seinen Dienst wieder auf. 31. X. 1927 neuerdings Kopfschmerzen. Nun verschlimmerte sich sein Allgemeinzustand. Er hatte dann im Jahre 1928 vorwiegend psychische Erscheinungen, aber auch körperliche Störungen, die an multiple Geschwülste denken ließen. Am 25. X. 1929 starb der Kranke. Es fanden sich multiple Zystizerken besonders in der linken Großhirnhälfte, die in ihrem hinteren Drittel von einer faustgroßen Höhle erfüllt ist, an der Zystizerkenblasen hängen.

Fall 141. (Eigener Fall.) Vor acht Monaten Gewehrschuß mit Verletzung der rechten Schläfe. Zuerst tritt Erbrechen auf, dann epi-ähnliche Anfälle. Bei der Operation finden sich genau unter der Narbe ganz oberflächlich sitzend, eine ganze Reihe von Zystizerkenblasen. Es tritt bei der Pat. ein scheinbares Rezidiv auf. In Wirklichkeit ergab sich bei der neuerlichen Operation lediglich eine Liquorzyste. Leider trat durch diese Komplikation ein Verfall des Sehvermögens ein, aber die Pat. blieb sonst gesund, so daß eine weitere Aussaat von Zystizerkenblasen nicht angenommen werden konnte.

Die Beurteilung der Fälle.
(Zeitliche Verhältnisse. Brückensymptome.)

Aus diesen 144 Fällen (141 + 3 Ausgangsfälle) ergibt sich zunächst der zwingende Schluß, daß eigentlich die Mehrzahl der dem Zentralnervensystem eigentümlichen Tumoren auch ein oder das andere Mal traumatisch bedingt sein können. An der Spitze stehen selbstverständlich die Gliome, von denen ich 88 aus dem Schrifttum angeführt habe, mit den eigenen 94 Fälle. Es scheint, daß jede Form des Glioms ein oder das andere Mal durch den Unfall bedingt werden könne und meine Erfahrungen decken sich in dieser Beziehung voll und ganz mit jenen von PARKER und KERNOHAN.

Es ist nun interessant, daß, wenn wir die Ausführungen der genannten amerikanischen Autoren näher ins Auge fassen, das Spongio- bzw. Glioblastoma multiforme überhaupt zahlenmäßig am meisten vertreten ist, daß aber in bezug auf den Einfluß des Traumas diese zahlenmäßige Überlegenheit nicht aufrechtzuerhalten ist, indem sowohl die Astrozytome als auch die Medulloblastome, besonders aber Ependymome entweder die gleiche traumatisch bedingte Anzahl zeigen oder, wie bei den Ependymomen, sogar diese übersteigen. Man kann bezüglich der Gliome die Sache so fassen, daß man sagt, auch in der älteren Literatur scheint das Glioblastoma multiforme am häufigsten vertreten zu sein; denn das, was die Autoren Gliosarkom nennen, gehört meist der eben genannten Form der Gliome an. Das gilt auch für mein eigenes Material, das sich in dieser Beziehung voll und ganz an die Ausführungen von PARKER und KERNOHAN anschließt. Angenommen also, daß die Glioblastome die häufigsten Gliome sind, so müssen wir dementsprechend bei ihnen auch die meisten traumatisch bedingten Fälle antreffen. Auch bezüglich der Medulloblastome hat das seine Gültigkeit und nur die primitiveren Tumoren scheinen diesbezüglich weniger reichlich vertreten, wobei ich nochmals aufmerksam machen möchte, daß man reine Tumoren dieser Art viel seltener findet als es aus den Angaben der Literatur den Anschein hat und daß deren Zahl an sich zu gering ist, um Vergleiche durchzuführen.

Ich möchte also meinen, daß die Hauptmasse der traumatisch bedingten Tumoren wohl Spongioblastome sind, daß gleich darnach die Medulloblastome und reifen Astrozytome folgen und daß die Ependymome, bei denen man von vornherein die Lehre vom abnormen Keim als Basis der Entstehung heranziehen kann, noch ein wenig häufiger traumatisch bedingt zu sein scheinen als die anderen Gliome. Aber ich wiederhole, es gibt keine Form des Glioms, die nicht einmal traumatisch bedingt sein kann.

Es wird vielleicht wundernehmen, daß ich in die Gruppe der Tumoren auch die Zystizerken aufgenommen habe, nicht ohne Absicht, wie ich gestehe, weil gerade solche Fälle zeigen, daß ein vorbestandener Zustand, eine im Körper befindliche Krankheit durch das Trauma eine Entwicklungsanregung erhält und sich an der geschädigten Stelle ansiedelt, ein Umstand, dem wir auch bei den Tumoren anderer Art werden Rechnung tragen müssen, besonders bei den Granulationsgeschwülsten. Hier hat ja BRUNS bereits aufmerksam gemacht, daß solche Geschwülste sich gerne an Stellen, die durch ein Trauma geschädigt wurden, lokalisieren.

Bevor ich jedoch auf diese Momente eingehe, muß ich mich mit dem auseinandersetzen, was die Mehrzahl der Autoren als maßgebend für den Zusammenhang von Trauma und Hirntumor bezeichnen. Das ist zunächst *die Art des Unfalls*. Hier gibt die Literatur zumeist überhaupt keinen Aufschluß. Denn wir hören nur von Sturz, von Schlag, von Verletzung durch einen auffallenden Fremdkörper. Es ist selbstverständlich, daß, da es sich zumeist um ältere Fälle handelt, die Sturzverletzungen, jene durch Stoß oder Schlag, hier gegenüber den heute im Vordergrunde stehenden Verkehrsverletzungen die Hauptrolle spielen.

Der Umstand, daß man nach den Ausführungen von Wilson, Karplus u. v. a. meinen möchte, die Kriegsverletzungen spielen für das Zustandekommen des Tumors keine Rolle, veranlaßt mich, hier eine Reihe von derartigen Schädigungen anzuführen, zumal in den angeführten Fällen 12 Kriegsverletzungen sind und einzelne von ihnen, trotzdem sie im Frieden entstanden, den ersteren gleichzusetzen wären (Schußverletzung, Säbelhieb).

Freilich den Fall von Wörth (Fall 56), bei dem sich der Tumor nach einem Sturz im Schützengraben entwickelt hat, wird man kaum heranziehen. Dagegen sind die Fälle von Neubürger (Fall 58, 59) schon deshalb von Bedeutung, weil sich die Prozesse an jenen Stellen entwickelt haben, wo die Verletzung saß bzw. in der Gegend des Contrecoups. Auch Beckmann führt einen Fall mit Verwundung durch ein Infanteriegeschoß (Fall 75) an, das nur die linke Schläfe traf und eine schwere Wunde verursacht hatte, worauf sich dann ein Tumor entwickelte, links im Scheitellappen, also ganz in der Nähe der Verletzung. Auch Hasselbach berichtet (Fall 78) über ein ependymales Gliom, das sich im Anschluß an eine Kriegsverletzung entwickelt hat.

De Martel et Guillaume (Fall 79) finden bei einem Pat., dem das Projektil in die linke Fronto-Parietalgegend gedrungen war und der sechs Trepanationen durchgemacht hat, einen zystischen Tumor vom Charakter des Glioms. Allerdings scheint es, daß die Kriegsverletzung nur indirekt Anlaß zur Tumorentstehung war, da ein Knorpelspan des zur Deckung verwendeten Knorpels im Zentrum der Höhle gelegen ist. Ebenso gehört mein Fall 90 vielleicht hierher.

Aber nicht nur bei den Gliomen finden wir Kriegsverletzungen. In dem Material Cushings (Neurinome 97) findet sich ein Fall, der als Soldat zahlreiche Schädeltraumen erlitt und schließlich durch Sturz vom Pferde auf den Hinterkopf sich eine Basisfraktur zuzog.

Im Falle Beckmanns (Fall 99) wurde ein Pat. durch einen Granatsplitter im rechten Arm und am Hinterkopf angeblich leicht verletzt. Er bekam einen linksseitigen Kleinhirnbrückenwinkeltumor. Man wird sofort einwenden, daß hier die Seitendiagnose nicht stimmt. Es läßt sich aber später bei Beschreibung des Falls von Haardt (Fall 98) zeigen, daß dies nicht immer von Belang ist. Übrigens handelt es sich in dem Falle von Haardt ebenfalls um einen Säbelhieb. Dagegen kann mein Fall (100) kaum hier herangezogen werden.

Der Fall von OESTERLEN (Fall 107) kann nicht eigentlich als Kriegsverletzung gewertet werden, denn sein Patient war — allerdings während des Krieges — durch Sturz von Sandsäcken auf den Kopf und durch Anstoßen des Kopfes gegen einen Balken verunglückt. In diesem Falle fand sich ein Psammom.

Wie man also sieht, finden sich auch Fälle mit Kriegsverletzungen, so daß man also wohl folgern kann, daß der Charakter der Verletzung ziemlich gleichgültig ist und es eigentlich nur darauf ankommt, daß der Schädel in irgendeiner Weise getroffen wird. Aber auch diese Anschauung, daß der Schädel unbedingt getroffen werden muß, wird nicht von allen Autoren geteilt.

Ich gehe nicht so weit wie BENEKE, der auch psychische Traumen gelten läßt, möchte aber einige Fälle heranziehen, bei denen sich ein Tumor, ohne daß eine Verletzung des Schädels eingetreten war, entwickelte.

Ein Beispiel gibt der Fall von HENNEBERG (Fall 21). Hier erlitt der Kranke einen Stoß in den Arm. Es entwickelten sich knapp darnach die Tumorerscheinungen und es fand sich ein Ependymgliom. GLASOWS Fall (24) ist schwer deutbar. Ein Fall von KISSINGER (Fall 73), der eine Verletzung der linken Schulter erlitten hatte und 18 Tage darnach eine Radialislähmung derselben Seite zeigte, hatte schon zu dieser Zeit die Zeichen eines Hirntumors, an dem er kurze Zeit darnach starb.

Auch MENDEL beschreibt einen Fall (Fall 105) von Verletzung im linken Fuß. Nach zehn Tagen schon Steifigkeit im linken Arm und Bein und neun Monate später Exitus. Es fand sich ein hühnereigroßes angebliches Fibrom, ausgehend von der weichen Hirnhaut.

Natürlich sind solche Fälle absolut ohne jede Beweiskraft, besonders der Fall, den KISSINGER erwähnt. Aber es kann ganz gut sein, daß jemand, der ein peripheres Trauma erleidet, darnach stürzt und eine schwere Gehirnerschütterung erfährt, die wesentlich bedeutsamere Folgen hat als der anscheinend leichte periphere Unfall. Wir haben derartiges im Kriege wiederholt gesehen. Es erscheint deshalb wichtig, nochmals zu erwähnen, daß es von größter Bedeutung ist, die genaueren Umstände des Unfalls jeweils anzuführen. Jedenfalls läßt sich aus den spärlichen Fällen mit peripherer Verletzung ohne Schädelverletzung, auch wenn diese nur sekundär ist, nicht erschließen, daß ohne letztere ein Hirntumor entstehen kann.

Sehr viel diskutiert wird die Frage nach der *Leichtigkeit* oder der *Schwere der Verletzung*. Ich habe dieser Frage ganz besondere Aufmerksamkeit zugewendet, weil es mir wahrscheinlicher erschien, daß die schwere Verletzung eher als die leichte imstande ist, schädigend auf das Gehirn einzuwirken. Wir vergessen aber zumeist bei der Beurteilung dieser Verhältnisse an die Individualreaktion, die zum Teil von der Persönlichkeit, zum Teil aber auch vom Alter des Pat. abhängig ist. In der Mehrzahl der Fälle ist überhaupt nicht angeführt, ob eine Hirnerschütterung vorhanden war oder nicht. Die Bewußtlosigkeit allein entscheidet ja nicht die Diagnose Hirnerschütterung. Sie finden wir häufiger erwähnt. In einigen Fällen kann man wohl auch schließen, daß eine Basisfraktur entstanden ist. Es scheint mir deshalb wesentlicher, Fälle anzuführen, bei welchen weder Bewußtlosigkeit noch Erscheinungen einer Hirnerschütterung oder Kontusion vorhanden waren, bei denen sich aber doch ein Zusammenhang zwischen Unfall und dem Tumor annehmen läßt.

Ich erwähne einen Fall von EPPINGER (Fall 26), der durch eine Stange einen Stoß gegen den Hinterkopf erlitt. Es wurde ihm zwar schwarz vor den Augen, er arbeitete aber weiter.

Der Fall NIPPES (Fall 36) zeigt gleichfalls keine besondere Reaktion, indem ein Bierkutscher, dem ein Gefäß an den Kopf geworfen wurde, nur eine leichte Hautverletzung am Hinterkopf davontrug, die allerdings genäht werden mußte.

In dem Fall GEIPELS (Fall 40) fiel der Pat. aus 2 m Höhe, arbeitete anfangs weiter, um später erst krank zu werden. Auch REYNOLDS (50, 51) bringt Fälle von solchen leichten Verletzungen mit schweren Folgen. GANZ erwähnt (Fall 66) einen 49 Jahre alten Mann, dem eine 7 kg schwere Schamotteplatte auf den Kopf gefallen war, die nur eine kleine Wunde an der linken Schläfe zeigte. Keine Bewußtlosigkeit, was übrigens auch in einem Fall von PARKER und KERNOHAN (Fall 70), der eine ähnliche Verletzungsart aufweist, der Fall war.

Auch bei DAVIDOFF und FERRARO (Fall 83) ist die Verletzung eine verhältnismäßig leichte und blieb ohne Folgen. So viel über Gliome.

Bei den Neurinomen ist nur der sehr zweifelhafte Fall (Fall 92) von WEYGANDT diesbezüglich heranzuziehen.

Auch bei den Endotheliomen findet sich kein Fall von leichter Verletzung.

Dagegen kann man bei den Sarkomen einen Fall von BLÜHDORN (Fall 127) erwähnen, der nach dem Unfall ruhig weiter arbeitete. Das gleiche gilt wohl auch für die Beobachtung von DAMMER (Fall 130).

Es zeigt sich hier immerhin ein Doppeltes; 1. daß auch der leichte Unfall unter Umständen schwere Folgen zeitigen kann und daß man aus den äußeren Umständen absolut nicht auf die durch den Unfall bedingten Veränderungen im Gehirn schließen kann. Wenn man auch bei einer schweren Verletzung eher die Meinung vertreten wird, daß die Annahme eines Zusammenhanges von Unfall und Verletzung möglich ist, so darf man sie bei der leichten Verletzung nicht ausschließen, da man nie weiß, ob diese leichte Verletzung nicht ebenfalls wie die schwere eine Kontusion des Gehirns bedingt hat, die eventuell zu geringfügig war, um im Augenblick berücksichtigt zu werden oder die der Pat. infolge seiner Veranlagung überwunden hat. Zweitens ist es auffallend, daß sich diese leichten Verletzungen fast nur bei den Gliomen zeigen, vielleicht noch beim Sarkom, aber bei den anderen Tumoren kaum aufscheinen. Das spricht jedenfalls dafür, daß die posttraumatische Tumorentstehung nicht allein von der Art und Intensität des Traumas abzuhängen scheint, sondern auch von dem Charakter des betroffenen Gewebes. In diesem Falle erscheint das Zentralnervensystem reagibler als die mesodermalen Hüllen.

Eines der wesentlichsten Momente, das für den Zusammenhang von Trauma und Tumor spricht, ist die Tatsache, daß sich *solche Tumoren meist in unmittelbarer Nachbarschaft des Traumas entwickeln.* Das geht so weit, daß bei eventuellen Operationen der Operateur lediglich unterhalb der Hautnarbe oder des Knochendefektes einzugehen braucht, um auf den Tumor zu stoßen. Wenn auch in einer überwiegenden Anzahl von Fällen diese Koinzidenz vorhanden ist, so darf man doch keineswegs leugnen, daß gelegentlich der Tumor auch an Stellen gefunden wird, die dem Trauma nicht entsprechen.

Schon der erste von mir erwähnte Fall von OSLER (Fall 1) zeigt, daß das Gliom sich an der Stelle entwickelt hat, wo die Läsion stattfand. Auch der (2.) Fall von DENTAN gehört hierher. Der Fall (3) von BYROM-BRAMWELL zeigt eine Narbe hinter dem rechten Ohr. Das Gliom war aber rechts im Stirnlappen. Hier war natürlich eine Entscheidung darum schwer, weil man nicht weiß, ob der Kranke nicht infolge der Verletzung auf den Kopf gefallen ist und sich an der Stirn verletzt hat.

Ebenso möchte ich hier gleich die Fälle von KÜMMEL (Fall 4 und 5) erwähnen, bei denen die Tumoren sich sicherlich nicht an der Stelle des Unfalls entwickelt hatten. Ich möchte sie deshalb erwähnen, weil sie einen Hinweis auf eine andere Entwicklungsmöglichkeit bieten. Wir wissen, daß in einer Reihe von Fällen nach Trauma eine schwere Hirnerschütterung auftritt, und wir wissen ferner, daß in solchen Fällen die Medulla oblongata bzw. das Gebiet um den IV. Ventrikel hauptsächlich betroffen erscheint. Nun sehen wir in einer ganzen Reihe von Beobachtungen, daß sich die Tumoren in diesem Gebiet entwickeln und es wäre wohl möglich, daß wir hier eine zweite Art der Entwicklungsmöglichkeit vor uns haben, bedingt durch die indirekte postkommotionelle Schädigung der Medulla.

Am interessantesten und meines Erachtens bedeutungsvollsten sind die Entwicklungen von Tumoren im Kleinhirn bzw. Kleinhirnbrückenwinkel, wo man fast überall den Nachweis einer Verletzung des Hinterkopfes erbringen kann. Gelegentlich wird erwähnt, daß der Tumor sich an der Stelle des Contre-coup entwickelt hat. Besonders der Fall von BENEKE (Fall 64) erscheint diesbezüglich bemerkenswert, weil sich hier noch Zeichen von Contre-coup-Wirkung in der Umgebung des Tumors gefunden haben. Auch in BECKMANNs Fall (76) entwickelt sich der Tumor an der Stelle des Contre-coup. Daß die Entwicklung eines Tumors auf der Gegenseite auch andere Gründe hat, beweist der schon erwähnte Fall von HAARDT (Fall 98). Hier hatte ein Säbelhieb u. a. das linke Ohr getroffen. Es trat dann viel viel später rechtsseitige Schwerhörigkeit auf und es fand sich bei dem Pat. rechts ein Akustikustumor. Man hätte nun natürlich vermuten müssen, daß dieser sich ganz unabhängig vom Trauma entwickelt hat, wenn nicht HAARDT eine genaue Untersuchung der Labyrinthe vorgenommen hätte und dabei feststellen konnte, daß in der Labyrinthkapsel rechts Frakturlinien vorhanden waren, eine Tatsache also, daß offenbar das Trauma auch rechts in Wirksamkeit getreten war. Es zeigt gerade dieser Fall die Notwendigkeit einer genauesten Analyse jeder Beobachtung, die natürlich bei Lebzeiten des Pat. nicht durchführbar ist, aber auch bei den Untersuchungen nach dem Tode vielfach verabsäumt wird.

Ähnlich wie die um den IV. Ventrikel herum sich entwickelnden Tumoren möchte ich auch die von den Seitenventrikeln ausgehenden beurteilen, d. h. auch hier Schädigungen annehmen, die eventuell kommotionell durch die Liquorzirkulationsstörungen bedingt sind. Wenn wir also auch in der Mehrzahl der Fälle die Lokalisation des Tumors unterhalb der Verletzungsstelle werden vermuten dürfen, so wird doch eine andersartige Lokalisation keineswegs uns veranlassen, das Trauma als Ursache von vornherein auszuschließen, da immerhin die Möglichkeit besteht, daß durch Contre-coup oder auf irgendeine andere Weise eine Läsion der gegenüberliegenden Seite entsteht oder daß durch die Wirkung der begleitenden Kommotion Störungen im Ventrikelgebiet auftreten. Wir haben dann nicht nötig anzunehmen, daß der Tumor sich in der Stoßrichtung des Traumas entwickeln müsse, um so weniger, als wir über die Stoßrichtung bzw. die Ausbreitung des Stoßes im Gehirn meist nichts Näheres aussagen können. Als Lieblingslokalisationen der traumatischen Tumoren muß man unbedingt jene bezeichnen, die, wie schon VIRCHOW ausführt, den Traumen am meisten ausgesetzt sind — das ist das Gebiet des Stirnhirns und das Hinterhauptgebiet, also die Gegend des Kleinhirns, eingeschlossen den Brückenwinkel. Wenn man die gesamten Fälle durchmustert, so ergibt sich einwandfrei diese Tatsache, ein Umstand, der als Beleg für den Zusammenhang Trauma-Tumor angesehen werden kann.

Als wesentlicher Beweis für den ursächlichen Zusammenhang von Trauma und Tumor gelten jene Fälle, bei welchen sich die *Geschwulst um einen Fremdkörper*, der durch das Trauma in das entsprechende Gebiet gelangte, entwickelt hat. Man muß als Fremdkörper auch die Knochensplitter oder Knochendepressionen ansehen, die in die Dura bzw. das Gehirn eingedrungen sind, so daß wir also zwei Gruppen von Fällen dieser Art zu unterscheiden hätten; die eine Gruppe mit Knochenimpressionen und die zweite Gruppe mit von außen eingedrungenen Fremdkörpern. Dazu kommen noch zwei sehr merkwürdige Fälle von Entwicklung eines angeblichen Gliosarkoms bzw. Glioms um einen scheinbar vorbestandenen andersartigen Tumor.

Sowohl Gliome als Meningiome und Sarkome zeigen ein derartiges Verhalten. Der erste Fall dieser Art mit Knochenimpression stammt von DUDLEY (Fall 8), bei dem der Pat. durch einen Stockschlag eine Verletzung der Stirne erlitt, wonach eine Knochendepression eintrat, die offenbar erst bei der Obduktion bemerkt wurde, worunter sich dann ein Gliom entwickelte.

Besser bekannt ist der Fall von VOLLAND (Fall 60). Hier hatte sich ein Arbeiter durch Sturz einen komplizierten Bruch des linken Stirnbeins zugezogen, war dann 20 Jahre lang gesund. Darnach traten Erscheinungen auf, die auf ein Hirnleiden bezogen werden mußten. Erst acht Jahre nach Beginn dieser Krankheit wurde der Pat. wegen des Tumors operiert und erlag dann einer zufälligen Infektion. Bei der Operation fand sich an der alten Bruchstelle des Schädeldachs eine scharfkantige Knocheninfraktion, die unter Defektbildung in der Hirnhaut in die Hirnsubstanz einschneidet. Hier zeigte sich ein gliomatöser Tumor, der von der Hirnnarbe ausgeht, allerdings ein Tumor, der viel Ähnlichkeit mit jenem bei der tuberösen Sklerose aufweist, was um so bemerkenswerter ist, als auch in der Niere ein Adenom bzw. Fibrolipom gefunden wurde.

Beweiskräftiger ist der Fall (61) von KAUFMANN. Hier handelt es sich um ein echtes Gliom unter einer Knochenimpression.

Wohl der beweiskräftigste Fall (103) gehört nicht den Gliomen, sondern den Meningiomen an und stammt von LESZYNSKY. Hier hatte ein Knochenspan der Tabula interna die Dura durchbohrt und um ihn herum ein Endotheliom veranlaßt. Ähnlich wie der Fall (61) von KAUFMANN liegt der von REICHE (Fall 109), wo auch eine Depression des Scheitelbeins bestand und um diese herum sich das Endotheliom entwickelt hatte.

Ob der Fall (119) von LEISER hierher gehört, ist fraglich. Hier findet sich nämlich der Hautnarbe entsprechend an der Innenfläche des Knochens ein haselnußgroßes Osteom und darunter ein Tumor im Stirnhirn.

Einen Übergang zu den Fällen der zweiten Gruppe bildet der von DE MARTEL et GUILLAUME (Fall 79). Auch hier handelt es sich um ein Gliom. Der Kranke, der mehrere Trepanationen überstanden hatte, erhielt zur Deckung des Defektes schließlich eine Einlage von Knorpel. Von diesem Knorpel war ein kleiner Span in das Gehirn gedrungen. Es hatte sich eine Zyste um denselben gebildet, deren Umgebung ein Gewebe aufwies, das den Charakter des Glioms zeigte. Der Fall liegt also vielleicht ein wenig in der Richtung des VOLLANDschen Falles.

Noch schwieriger zu beurteilen sind die Fälle, bei denen Fremdkörper in das Gehirn eingedrungen waren. Bei den Gliomen ist eigentlich nur ein Fall zu erwähnen, der von DONINI (Fall 87). Hier war bei einem operativen Eingriff wegen eines linksseitigen Stirnhirntumors ein Gazestreifen zurückgeblieben, um den sich ein Tumor entwickelt hatte, der scheinbar von den Meningen ausging. Der Originaltumor des Stirnhirns war ein Spongioblastom und es ist nicht zu entscheiden, ob nicht der Prozeß um den Gazestreifen gleichfalls ein Spongioblastom ist oder einer jener noch absolut nicht sicher zu beurteilenden Meningoblastome. Ein ähnlicher Fall, den ich eben untersuche, zeigt, daß die reaktive Geschwulst doch gliomatös und nicht meningeal ist.

Ob mein dritter Fall (in extenso mitgeteilter Fall) hierher gehört, erscheint fraglich. Hier liegt der Fremdkörper nicht im Tumor, sondern er hat nur das Gebiet um den Tumor gestreift und ist dann in den Knochen eingedrungen. Jedenfalls unterscheidet er sich sehr wesentlich von dem sehr wichtigen Fall (Fall 130) von REINHARDT. Auch hier war eine Knochenverletzung nach einer Explosion erfolgt, und zwar 20 Jahre vorher, wobei dem Kranken ein Messingstück an die Stirn geschleudert wurde und eine stark blutende Wunde erzeugte. Es fand sich nun bei der Obduktion an der Basis beider Stirnlappen eine Geschwulst, etwa mandarinengroß, die weder mit dem Gehirn noch mit den Meningen einen engeren Zusammenhang aufwies. Und in dieser Geschwulst nahe der Basis derselben fand sich ein Drahtstück, von dem der Autor meint, daß es nur durch die seinerzeitige Explosion in diese Gegend gelangt sein könnte, zumal sich auch Knochenusuren im Siebbein nachweisen ließen.

Hier schließt sich ein Fall von MERZBACHER (Fall 25) an, in welchem ein von der Pia ausgehendes Sarkom von einem das Gehirn diffus infiltrierenden Gliom umgeben wird und die Grenze zwischen den beiden Tumoren stellenweise eine ungemein scharfe ist. Die Schlußfolgerung von MERZBACHER ist jedenfalls schwer zu erweisen. Er meint, daß das Sarkom der primäre Tumor war, der reaktiv das Gliom hervorgerufen hätte, allerdings nicht, ohne eine besonders abnorme Ansprechbarkeit der Glia anzunehmen.

Ganz analog liegt der Fall von NIPPE (Fall 36), bei dem sich ein angeblich gliomatöser Tumor derartig vom Balken aus gegen das Stirnscheitelhirn vorschob, daß er das ganze Gebiet erfüllte und Apfelgröße gewann. An diesem Tumor nun saß ein kleiner Knoten, der in der Tiefe der ROLANDOschen Furche mit der Meninx in Verbindung stand. Und im Zentrum dieses Knotens, allseits von Tumorgewebe umgeben, fand sich ein typisches Lipom. Aus der Beschreibung ist schwer ersichtlich, von welcher Stelle dieses Lipom den Ausgang genommen hat. Es macht aber den Eindruck, als ob es sich um ein von den oberflächlichen Meningen ausgehendes Lipom gehandelt hätte. Anzunehmen aber, daß dieses Lipom Ursache für die Entwicklung des Tumors war, liegt kein Grund vor. Denn gerade die Hauptmasse des Tumors entspricht nicht diesem Gebiet, sondern das Lipom findet sich in einem knotenförmigen Ansatz der Hauptgeschwulst, so daß man wohl eher annehmen kann, daß das Lipom sekundär von dieser Geschwulst umwachsen wurde.

Wenn man mit entsprechender Kritik an diese Fälle herangeht, so muß man doch zugeben, daß die Möglichkeit besteht, daß sich Tumoren um eingedrungene Fremdkörper entwickeln können. Daß Ähnliches auch ohne eingedrungene Fremdkörper vorkommen kann — ich meine, daß die Verhältnisse, wie z. B. bei VOLLAND oder bei DE MARTEL et GUILLAUME Analoges sein können, indem sich um eine kleine Höhle oder Narbe ein gliöses Gewebe von tumorartigem Charakter entwickelte, das schließlich Tumor wird, beweisen Fälle, wie der von HABEL (Fall 12), bei dem PONFICK ein Hämatom annimmt, um das herum sich reaktiv eine gliöse Geschwulst entwickelt hat, nicht etwa eine reaktive Narbe. Oder die Beobachtung von MERZBACHER (Fall 25), die dieser dann mit UYEDA genauer bearbeitete, bei welchem Fall um eine Erweichung herum, die sich in der Nähe eines Glioms fand, Gliawälle auftraten, die scheinbar über die Norm einer reaktiven Gliawucherung hinausgehen. Auch v. MONAKOWS Beobachtung (Fall 52) nähert sich jener von HABEL. Auch hier war eine walnußgroße Höhle von einer $^1/_2$ bis 1 cm breiten Zone eines Glioms umgeben.

Ein sehr wesentliches Moment in der Diskussion über die Beziehung von Trauma und Tumor spielen *die sogenannten Brückensymptome*. Man versteht darunter die Tatsache, daß vom Augenblick des Unfalls bis zum Manifestwerden des Tumors klinische Erscheinungen auftreten, die eine zerebrale Affektion wahrscheinlich machen. Es geht aus den Ausführungen der verschiedenen Autoren leider nicht immer hervor, was sie unter Brückensymptomen verstanden wissen wollen. Man darf doch nicht vergessen, daß sich im Anschluß an eine Commotio oder Contusio cerebri Erscheinungen finden, die denen des Hirndrucks außerordentlich ähnlich sind, wenn nicht gar auf gleichen Mechanismen beruhen. Man weiß ferner, daß diese Erscheinungen oft unabhängig von der Intensität des Unfalls als Individualreaktion längere Zeit hindurch bestehen. Ebenso ist es sicher, daß postkommotionell oft schwere nervöse Allgemeinerscheinungen auftreten können, die man früher als Kommotionsneurose bezeichnete, von denen man aber heute weiß, daß sie zum Teile wenigstens organisch bedingt sind und auf einen traumatischen Hydrocephalus oder, wie die FÖRSTER-Schule es will, auf Liquorzirkulationsstörungen zu beziehen sind. Das traumatisch zerebrale Allgemeinsyndrom enthält alle Komponenten, die als Brückensymptome angeführt werden, vom Kopfschmerz, Schwindel, Kongestivzuständen bis zu den psychischen Alterationen, in deren Vordergrund die Reizbarkeit steht. Niemand wird es einfallen zu leugnen, daß man gelegentlich ein Ineinandergleiten dieser posttraumatischen Erscheinungen und jenen des beginnenden Tumors wird finden können. Aber ich muß auf Grund meiner Erfahrungen und nach dem Studium der Literatur es ablehnen, daß man die Brückensymptome als absolutes Erfordernis für die Feststellung des Zusammenhanges von Trauma und Tumor gelten läßt.

Aus den im vorhergehenden angeführten Fällen gelang es mir, 14 herauszuheben, bei denen Erscheinungen seitens des Gehirns gleich nach dem Unfall aufgetreten sind. Diese Erscheinungen gingen dann unmerklich über in jene, die den Tumor als manifest erkennen ließen. Nun ist wohl kaum anzunehmen, daß die Entwicklung des Tumors, selbst wenn sie unmittelbar dem Trauma folgt, eine solche ist, daß sie sofort zu zerebralen Erscheinungen Veranlassung gibt. Aber es scheint, daß manche Autoren gerade diese Frühentwicklung von Erscheinungen in ihren Fällen benützt haben, um einen Zusammenhang zwischen Tumor und Trauma abzulehnen. Ich wiederhole: Man muß bei diesen Dingen ungemein vorsichtig sein und sich bemühen festzustellen, was eigentlich in jedem Falle vorliegt, ob es sich um eine direkte Früh- oder Spätfolge des Unfalls handelt oder ob hier bereits die ersten Zeichen eines Tumors sich anzeigen.

Wenn ich die erwähnten 14 Fälle daraufhin untersuche, so sind die zeitlichen Angaben oft nur mit großer Vorsicht zu verwerten.

Schon Byrom Bramwell (Fall 3) schreibt, daß sein Kranker vom Unfall an an Kopfschmerzen und epileptischen Anfällen litt, wobei es aber keineswegs sicher ist, daß diese letzteren gleichzeitig mit den Kopfschmerzen aufgetreten sind.

Wie groß die Vorsicht in dieser Beziehung sein muß, geht aus der Beobachtung Laehrs (Fall 15) hervor, dessen Pat. seit seiner Kindheit bereits epileptische Anfälle hatte, im Anschluß an einen Unfall dann Hirndruckerscheinungen aufwies und eine Parese, der sich aber erst vier Monate später eine Störung des Sehnerven hinzugesellte. Es ist natürlich schwer, solche Fälle zu deuten. Aber sie zeigen, wie vorsichtig man sein muß in der Beurteilung der Erscheinungen, wie diese mitunter ineinanderspielen und wie man nur aus einer genauen anatomischen Analyse oft in der Lage ist, ein richtiges Urteil zu treffen.

Ähnlich wie der Fall von Byrom Bramwell liegt einer von Buck (Fall 27). Hier hatte der Kranke nach dem Unfall 14 Tage Blutandrang zum Kopf. Dann traten epileptische Anfälle auf. Das war im Jahre 1901. Erst im Jahre 1908 starb der Kranke und es zeigte sich ein Gliom im rechten Scheitellappen. Man könnte hier einwenden, daß die epileptischen Anfälle wegen der langen Dauer nicht in Beziehung zur Gliomentwicklung gebracht werden müssen. Doch habe ich selbst eine ganze Reihe von Fällen gesehen, besonders solche seitens des Temporallappens, bei welchen epileptische Anfälle initial aufgetreten sind. Nur ist die Dauer der Krankheit in diesem Fall immerhin eine auffallend lange.

Leichter verständlich ist der Fall von FINKELNBURG (Fall 32), wo tatsächlich die kommotionellen Symptome in die des allgemeinen Hirndrucks übergingen.

Der Fall von PARKER und KERNOHAN (Fall 70) und der von HASSELBACH (Fall 78) sind ganz charakteristisch für das postkommotionelle zerebrale Allgemeinsyndrom. Dasselbe gilt auch für den Fall von RIZOR (Fall 102), während der von LESZYNSKY (Fall 103) geradezu überzeugend den Übergang der postkommotionellen Erscheinungen in die allgemeinen Hirndruckerscheinungen aufweist.

Daß auch Intermittenzen auftreten können, wenn schon allgemeine Hirndruckerscheinungen und Lähmungserscheinungen vorhanden sind, beweist ein zweiter Fall von LAEHR (Fall 120), in welchem überdies noch zu erwähnen ist, daß diese Pat. schon vor dem Unfall vorübergehende Kopfschmerzen hatte.

Wenn man auch solchen vagen Angaben keine Bedeutung beimessen wird, so spielt das für die Begutachtung solcher Fälle immerhin eine Rolle, da man dadurch wird einwenden können, es hätte möglicherweise schon vor dem Unfall der Tumor Erscheinungen geringfügiger Art gemacht.

Das gilt besonders für Fälle, wie jener von BLÜHDORN (Fall 127), wo das Trauma scheinbar ohne jede Bedeutung gewesen ist, da der Pat. nach demselben weiter gearbeitet hat. Es haben sich aber gerade in diesem Falle sofort Erscheinungen gezeigt — lokalisierte Kopfschmerzen, Schwindel —, die sich dann mit zerebellaren Symptomen verbunden haben, so daß man tatsächlich nicht sagen kann, ob es sich hier um beginnende Tumorsymptome oder Symptome der Verletzung gehandelt hat.

Das gleiche gilt für einen zweiten Fall des genannten Autors (Fall 128), wo sicherlich postkommotionell schwere Kopfschmerzen aufgetreten waren, die dann allmählich in Hirndruckerscheinungen überleiteten.

Dasselbe gilt auch für den Fall von MENDEL (Fall 136), der gleichfalls nach der Verletzung Kopfschmerzen bekam. Er versuchte nach einigen Wochen wieder zu arbeiten, mußte aber nach einer kurzen Zeit infolge Schwindel die Arbeit aufgeben. Vier Monate nach der Verletzung ließ sich die Gehirnkrankheit schon nachweisen.

Ich habe diese 14 Fälle herausgegriffen, weil sie erstens zeigten, daß es nicht auf den Charakter des Tumors ankommt, der sofort Erscheinungen hervorruft, schon eher auf den Charakter des Unfalls, obwohl auch hier verhältnismäßig leichte Verletzungen neben schweren zu finden sind. Was aber in einer ganzen Reihe von Fällen sich nicht entscheiden läßt, ist, ob es sich hier um Folgen des Unfalls handelt oder um erste Symptome des Tumors. In letzterem Falle dürfte man höchstens annehmen, daß der Tumor durch den Unfall manifest geworden ist, ihm aber nicht die Entstehung verdankt. Man wird aber trotzdem in der Mehrzahl der Fälle in der Lage sein — so wie ich das eben kurz ausgeführt habe — zu entscheiden, ob nicht postkommotionelle Zustände allmählich in jene des beginnenden Tumors übergehen, wenn auch die ersteren sich klinisch kaum von jenen des letzteren unterscheiden.

Es ist vielleicht ein Zufall, daß ich unter den angeführten Fällen gleichfalls 14 hervorheben kann, bei denen ein solches Ineinandergleiten der unfallsbedingten Erscheinungen und jener des Tumors vermißt wird und das Intervall zwischen Unfall und Auftreten der ersten Erscheinungen ein ungemein langes ist. Ich habe nur Fälle genommen, bei denen das Intervall mehr als fünf Jahre betrug.

UHLMANNS (Fall 16) Pat. zeigte erst acht Jahre nach dem Unfall Erscheinungen. Er hat drei Wochen nach demselben wieder gearbeitet, allerdings gibt auch er Kopfschmerzen an.

HUNZIKER (Fall 22) beschreibt eine Pat., die durch ihren Unfall zehn Minuten bewußtlos war. Aber erst 15 Jahre darnach bekam sie nach einer Entbindung Kopfschmerzen, worauf sich dann ganz allmählich in verhältnismäßig kurzer Zeit die Tumorerscheinungen entwickelten. Hier ist tatsächlich ein absolut freies Intervall, da wir im Falle UHLMANNS infolge der bestehenden Kopfschmerzen diese als Brückensymptome annehmen können.

Noch größer ist das Intervall im Falle BÖHMS (Fall 39), bei dem erst 28 Jahre nach dem Unfall sich Erscheinungen zeigten.

Auch bei HÜBSCHMANN (Fall 46) ist die Verletzung eine verhältnismäßig ernstere. Er arbeitet aber nach zehn Tagen wieder. Erst sieben Jahre später Kopfschmerzen, worauf sich dann rasch die Tumorsymptome entwickelten.

Allgemein bekannt ist der Fall von VOLLAND (Fall 60), den ich ja bereits erwähnt habe. In diesem Falle, wo ein komplizierter Bruch des Stirnbeins mit Bewußtlosigkeit und Krämpfen durch den Unfall hervorgerufen wurde, traten erst 20 Jahre später aus voller Gesundheit Erscheinungen von einem Hirntumor auf, der, wie ich bereits angeführt habe, sich um eine Knochenimpression entwickelt hat. Hier ist also der Zusammenhang mit dem Unfall besonders wahrscheinlich und hier fehlen die Brückensymptome durch 20 Jahre.

Sehr ähnlich liegt ein Fall von PARKER und KERNOHAN (Fall 69) mit einem 14jährigen freien Intervall sowie ein Fall von BECKMANN (Fall 77) mit einem 6jährigen freien Intervall.

Noch beweiskräftiger ist der Fall von DE MARTEL et GUILLAUME (Fall 79), deren Pat. zehn Jahre völlig gesund war mit Ausnahme einer durch die Schußverletzung bedingten Parese. Jedenfalls bot dieser Kranke keine Spur eines Brückensymptoms. Es ist dies jener Fall, bei dem sich der Tumor um einen Knorpelspan, der in eine kleine Zyste eingebettet lag, entwickelt hat.

In einem Fall von CUSHING (Fall 95), bei dem scheinbar auch durch den Unfall eine Hirnerschütterung bestanden hat ohne ernstere Folgen, entwickelte sich der Tumor erst 20 Jahre später. Ähnlich liegt meine Beobachtung (Fall 100).

Bei MOSBACHER (Fall 106), gleichfalls mit Commotio, entwickelte sich der Tumor acht Jahre nach dem Unfall, bei einem zweiten Fall von DE MARTEL et GUILLAUME (Fall 108), der gleichfalls eine schwere Verletzung erlitten hat, 14 Jahre darnach. Der Kranke war in der Zwischenzeit beschwerdefrei.

In einem Fall von CUSHING and BAILEY (Fall 116) betrug das freie Intervall zwölf Jahre und bei BYROM BRAMWELL (Fall 118), dessen Pat. ebenfalls ein schweres Trauma erlitten hatte, acht Jahre.

Der Fall von LEISER (Fall 119) mit 16 Jahre später auftretenden Tumorerscheinungen, hatte durch den Unfall eine Fraktur des rechten Stirnbeins und zeigte, wie erwähnt, unter der Narbe ein Osteom, um das herum sich der Tumor entwickelt hatte. Keinerlei Brückensymptome durch 16 Jahre.

Wenn man überhaupt den Zusammenhang von Trauma und Tumor gelten läßt, so sind Fälle, wie die von VOLLAND, DE MARTEL et GUILLAUME und der letztangeführte von LEISER, wohl sicher als beweisend anzusehen und gerade diese Fälle zeigen ein sich über viele Jahre erstreckendes freies Intervall ohne jede Brückensymptome. Es ist vielleicht ein Zufall, daß die Fälle, bei denen sich die Erscheinungen unmittelbar an das Trauma angeschlossen haben, und jene, bei denen nach Ablauf der akuten Erscheinungen der Kranke völlig gesund blieb, hier an Zahl sich gleichen. Aber es spricht diese Tatsache dafür, daß man den Brückensymptomen unter keinen Umständen eine bestimmende Bedeutung für den Zusammenhang zwischen Trauma und Tumor wird beimessen können. Man muß in jedem Falle zunächst feststellen, was kommotionell bzw. kontusionell bedingt ist oder was als posttraumatische Störung zu gelten hat und man wird sehen, wie ich mich in letzter Zeit immer wieder überzeugte, daß in vielen Fällen gerade diese Erscheinungen es sind, welche als Brückensymptome aufgefaßt werden, was meines Erachtens von der Hand zu weisen ist. Es wird wenige Fälle geben, die uns gestatten, die Entstehung des Tumors klinisch vom Tage des Unfalls aus zu verfolgen.

Ich habe natürlich absichtlich nur diese beiden Kontraste einander gegenübergestellt und muß zugeben, daß es Fälle gibt, bei denen die ersten Symptome schon wenige Tage oder zwei bis drei Wochen nach dem Unfall in Erscheinung traten. Aber auch hier ist es mir oft gelungen zu zeigen, daß diese Früherscheinungen oft nichts mit dem Tumor zu tun haben, sondern Ausdruck des traumatischen zerebralen Allgemeinsyndroms sind.

Ich resümiere also, daß das Vorhandensein oder Fehlen von Brückensymptomen keinesfalls als Beweis für den Zusammenhang von Trauma und Tumor zu gelten hat.

Bei der Besprechung der Brückensymptome habe ich bereits dem zeitlichen Faktor insoferne Rechnung getragen, als ich auf die Zeit zwischen Trauma und Auftreten der ersten Erscheinungen Rücksicht nahm. Es wird aber von den Untersuchern vielfach auch darauf hingewiesen, daß die *Zeit zwischen dem Auftreten der ersten Symptome und dem Exitus* in einzelnen Fällen viel zu kurz sei, als daß man nicht annehmen müßte, es hätte sich um einen latenten Prozeß gehandelt, der durch das Trauma eventuell — wenn überhaupt — manifest wurde. Trotz der auf ihrem großen Material basierenden Untersuchungen von Cushing und Bailey möchte ich mich in bezug auf die Dauer eines Tumors, besonders eines solchen aus der Gliomgruppe, sehr vorsichtig äußern. Es kommt meines Erachtens überhaupt nur die Zeit in Betracht vom ersten Auftreten eines Symptoms bis zum Exitus. Selbstverständlich sind jene Fälle auszuschalten, bei denen ein operativer Eingriff erfolgte, der eventuell einen vorzeitigen Tod bedingt hat. Außerdem darf man nicht vergessen, daß ich bereits angeführt habe, daß in der Mehrzahl der Fälle eine Qualifikation des Tumors gar nicht möglich ist. Ich habe deshalb nur drei Gruppen der Gliome herausgegriffen, die man mit einer gewissen Wahrscheinlichkeit identifizieren kann. Das sind die multiformen Glioblastome, die Medulloblastome und eventuell die Ependymome.

Wenn man diese Tumoren nach dem Auftreten der frühesten Symptome qualifiziert, so gilt nach der Tabelle von Bailey und Cushing für das Glioblastom 13 Monate, für das Medulloblastom 19 Monate und für das Ependymom 36 Monate und mehr als Durchschnittszeitdauer.

Wie verhält sich nun in dieser Beziehung der traumatisch bedingte Tumor? Ich kann eine ganze Reihe von solchen anführen, auch eigene, wo der Prozeß des Glioms vom Manifestwerden der ersten Erscheinungen weit über drei Jahre gedauert hat und es sich keinesfalls um Ependymome handelte. Und dort, wo ein Ependymom bestand, wie z. B. bei Hasselbach (Fall 78), können wir ungefähr zwölf Jahre als Dauer vom Auftreten der ersten Symptome annehmen. Wenn ich nur einige Fälle hier erwähnen darf, so bestand das Gliom im Falle von Pilcher (Fall 9) fünf Jahre, in dem eigentümlichen Fall von Merzbacher (Fall 25), bei dem es sich nach der mit Uyeda durchgeführten genauen Untersuchung wohl kaum um eine reaktive Gliomatose, sondern um ein Glioblastoma multiforme gehandelt hat, $3^1/_2$ Jahre, also 42 Monate gegenüber 13 Monaten der

Bailey-Cushingschen Tabelle. Was soll man aber dazu sagen, daß in dem Fall von Buck (Fall 27) der Tumor offenbar sieben Jahre gedauert hat und im Fall (28) des gleichen Autors, wo man offenbar berechtigt ist, ein Glioblastom anzunehmen, zwei Jahre. Auch der Fall von Finkelnburg (Fall 33) hat vom September 1903 bis zum Februar 1907 gedauert, wobei allerdings der Charakter des Tumors nicht ersichtlich ist. Weiters muß man die Fälle von Bürger (Fall 35), Böhm (Fall 39), Geipel (Fall 40) erwähnen, die sieben, sechs bzw. fünf Jahre bestanden. Im letzteren Falle handelte es sich um ein teleangiektatisches Gliom, die bekanntermaßen wegen der Neigung zu Blutungen besonders rasch progredient werden. Auffällig ist es, daß in dem Falle von Auer (Fall 44) trotz dreijährigen Bestehens klinischer Erscheinungen das Gliom nur kirschgroß war. Eine Sonderstellung nimmt wohl der Fall von Volland (Fall 60) ein, mit dem 20 Jahre langen Intervall und einer Dauer vom November 1917 bis 17. April 1925, wobei noch zu bemerken ist, daß dieser Fall postoperativ zum Exitus kam, also über seine vermeintliche Lebensdauer gar nichts auszusagen ist. Allerdings ist der Charakter dieses Glioms äußerst merkwürdig und aus der Schilderung nicht vollständig ersichtlich. Dagegen kann man bei Beckmann (Fall 75) ein Spongioblastoma multiforme finden, das fünf Jahre, zehn Monate nach dem Auftreten der ersten Symptome noch lebte. Der Fall von De Martel et Guillaume (Fall 79) erinnert in mancher Beziehung an das, was Merzbacher als reaktive Gliomatose beschrieben hat und hat auch ungefähr so lange gedauert als dessen Fall. Auch meine eigenen Untersuchungen ergeben, daß dort, wo man mit einer gewissen Sicherheit Gliom im Anschluß an ein Trauma sich entwickelnd annehmen kann, die Zeit vom Auftreten der ersten Symptome bis zum Exitus eine weitaus längere ist als sie der Tabelle von Bailey und Cushing entspricht. Ich verweise in diesem Zusammenhange nur auf den mitgeteilten Fall (89) einer Pat., die ein Jahr nach dem Unfall vorübergehend Kopfschmerzen hatte, darnach zehn Jahre gesund war, nach einer Entbindung dann neuerdings Kopfschmerzen, diesmal mit Sehstörungen, bekam und erst 13 Jahre darnach rasch progrediente Tumorsymptome. Das gilt allerdings nur für die Glioblastome und Ependymome, vielleicht auch Pinealome, nicht aber für die Medulloblastome, wo die Zeit — besonders bei Kindern — wesentlich unterschritten wird. Mit solchen Fällen muß man sich überhaupt auseinandersetzen, denn gerade diese sind es, welche immer wieder als Einwand gegen eine Beziehung von Trauma und Tumor angeführt werden. Da ist z. B. der Fall von Brüning (Fall 18). Mitte Jänner 1901 Verletzung. Seit dieser Zeit Schmerzen. Am 14. VIII. 1901 klinische Erscheinungen. 18. IX. des gleichen Jahres Exitus. Wenn man also die Kopfschmerzen nicht rechnet, so ist die Dauer der klinischen Erscheinungen ungefähr ein Monat, die Gesamtdauer dagegen acht

Monate. Da es sich um ein Ependymgliom gehandelt hat, so ist das natürlich eine sehr wesentlich starke Abkürzung der Gesamtzeit. Und trotzdem möchte ich gerade diesen Fall mit Rücksicht auf meine eigenen Ausführungen in die Gruppe der traumatisch bedingten einbeziehen, weil wir bei Kindern oft mit einer relativ rascheren Entwicklung zu rechnen haben. Leider ist bei dem Fall von HÜBSCHMANN (Fall 47) nicht angegeben, welchen Charakter das Gliom gehabt hat. Hier dauerte der Prozeß vom Unfall angefangen drei Monate, vom Auftreten der Tumorsymptome neun Wochen. Wenn man auch in diesem Falle vielleicht noch von einem Zusammenhang von Trauma und Tumor sprechen kann, so ist das bei dem Fall von FLATER (Fall 48) schon wesentlich schwerer. Hier ist die Art des Unfalls auch nicht ohne Belang. Einem Arbeiter sind im August 1921 Briketts auf den Kopf gefallen, ohne daß er dadurch in seiner Arbeit beeinträchtigt worden wäre. Doch klagte er seither über Kopfschmerz und Schwindel, besonders beim Bücken. Am 18. IX. 1921 nach Alkoholabusus Schwindel, Krämpfe und Erbrechen und am nächsten Tage bereits Exitus. Die Gesamtdauer dieses Falles ist also ungefähr sechs Wochen. Das gefundene Gliom wird als überaus zellreich geschildert. Hier wird man wohl die Frage nicht entscheiden können, ob der Unfall maßgebend gewesen ist, da seine Qualität, seine Wirkung, die kurze Dauer der Erscheinungen die Annahme FLATERS stützen, daß der Unfall höchstens verschlimmernd eingewirkt haben könnte, nicht aber auslösend. Weiters gehört wohl auch der Fall von KISSINGER (Fall 72), der sich ähnlich verhält wie der von FLATER und nur ein wenig länger gedauert hat (acht bis zehn Wochen), hierher. Den Fall von BECKMANN (Fall 74) kann man schon darum leichter beurteilen, weil der Pat., der am 14. III. 1928 einen Unfall hatte, seit mehreren Jahren bereits Schwindel und Kopfschmerzen zeigte, die 1927 häufiger wurden und von Augenflimmern begleitet erschienen. Nach dem Unfall arbeitete er auch noch drei Wochen. Etwa zehn Wochen nach dem Unfall starb der Kranke. Er bot ein Gliom, das vom Hinterhauptlappen bis etwa zur Mitte des Gehirns reichte. Hier wird man sich wohl dahin entscheiden müssen, daß die Größe des Tumors auf der einen Seite und die vorher bestandenen Symptome es höchst unwahrscheinlich erscheinen lassen, daß das Trauma den Tumor hervorgerufen hat.

Man wird demzufolge den zeitlichen Momenten bei der Beurteilung des Zusammenhanges von Unfall und Hirntumor eine ganz besondere Bedeutung beimessen müssen, besonders für das Gliom, und jene Fälle mit zu kurzer Dauer, soweit es sich nicht um Kinder handelt, besonders in Fällen von Medulloblastom, ausschalten. Im Gegenteil, man wird annehmen müssen, daß gerade bei den gliomatösen Tumoren nach Trauma die Durchschnittsdauer nicht unwesentlich überschritten werden kann. Es braucht wohl nicht erst betont werden, daß möglicherweise einmal ein bestehendes

Gliom die Unfallsanfälligkeit bedingt. Doch fehlt mir im vorliegenden Material ein entsprechender Fall, der dies einwandfrei erweisen könnte.

Bei den Neurinomen ist es schwer, sich zu äußern. Ich kenne Fälle ohne Unfall, die zur Entwicklung sehr viele Jahre brauchten, und andere, bei denen der Tumor verhältnismäßig in kurzer Zeit entstanden sein muß, wenn man von den Symptomen ausgeht. Der anatomische Befund dieser Fälle zeigt keinen Gegensatz.

Ein Fall von BECKMANN (Fall 99) sei diesbezüglich erwähnt, der von der Verletzung bis zum Tode etwa zehn Jahre gedauert hat, wobei allerdings die Erscheinungen seitens des Tumors nur etwa acht Jahre zurückliegen, aber solche sind, daß man bereits einen Druck auf die Nachbarschaft annehmen mußte. Das hat ihn aber nicht gehindert, sechs Jahre weiter zu arbeiten und nur zwei Jahre war er eigentlich krank.

Ein von mir beobachteter Fall läßt sich bezüglich der Dauer von der Zeit der Verletzung bis zum Tode darum nicht verwerten, weil zwei Unfälle vorlagen. Wenn man den ersten ätiologisch anschuldigt, so ist die Gesamtdauer mindestens 20 Jahre, wenn der zweite in Frage kommt, liegen die Verhältnisse analog jenen BECKMANNS.

Bei den Meningiomen finden sich starke Gegensätze. Ich will nur zwei Fälle herausgreifen. Bei OESTERLEN (Fall 107) dauerte der Tumor vom Beginn der Erscheinungen bis zum Tode zwölf Jahre. Bei LESZYN-SKY (Fall 103) zwei Jahre. Es sind übrigens die Meningiome schwer zu verwerten, da sie ja meist operiert wurden. Aber auch die Dauer bis zur Operation kann Jahre betragen (OLIVECRONA, Fall 113).

In einem Fall von Angiom (BAILEY und CUSHING, Fall 117) dauerte der Prozeß vom Auftreten der ersten Symptome an sieben Jahre.

Auch die Dauer der Sarkome ist nicht charakteristisch, zeigt aber gleichfalls große Differenzen.

Man wird also bezüglich der zeitlichen Verhältnisse sehr vorsichtig sein müssen und im allgemeinen besonders bei Gliomen eher annehmen, daß jenen Tumoren, die im Anschluß an ein Trauma entstanden sind, eine längere Dauer zukommt. Bei relativ kurzer Dauer wird man unterscheiden müssen zwischen Tumoren von Kindern und von Erwachsenen, da bei ersteren eher eine Abkürzung erfolgt, bei letzteren eine solche immer verdächtig erscheint und den Gedanken erwecken muß, daß hier ein latenter Tumor durch das Trauma manifest geworden ist.

Ein sehr wesentlicher Punkt in der Beurteilung des Zusammenhanges von Trauma und Tumor wäre selbstverständlich das *pathologisch-anatomische Bild*. Aber gerade dieses läßt in der Mehrzahl der Fälle im Stich. Wir können vielleicht drei verschiedene Gruppen von Beobachtungen unterscheiden. In die erste Gruppe gehören jene Fälle, die ich bereits früher (S. 75 u. f.) angeführt habe, bei denen ein eingebrochenes Knochenstück, ein Knochenspan, ein Knorpel oder ein Fremdkörper nachzuweisen war. Hier wird man pathologisch-anatomisch wenigstens kaum einem Zweifel begegnen.

Die zweite Gruppe sind jene Fälle, bei welchen es sich, um den nicht ganz bezeichnenden Ausdruck von MERZBACHER zu verwenden, um eine mehr reaktive Gliomatose handelt. Solche Fälle sind von HABEL, MERZBACHER, v. MONAKOW, DE MARTEL et GUILLAUME beschrieben worden. Ich glaube kaum, daß diese Fälle aus dem Rahmen der anderen fallen, die sich auf dem Boden von Narben entwickelt haben, sondern daß es sich hier wohl zumeist nur um noch nicht vollentwickelte Fälle gehandelt hat, also Fälle, bei denen wir den ersten Beginn des Tumors konstatieren können. Ich möchte dabei nicht auf das eingehen, was BENEKE in seinen Ausführungen darlegt. Denn hier handelt es sich mehr um den sekundären Nachweis narbiger Veränderungen oder von Blutungen in der Umgebung des Tumors, die als Ausdruck des Traumas, wie ich glaube, mit Recht angesehen werden können, zumal MERZBACHER und UYEDA ein sicherer Beweis — soweit überhaupt eine Sicherheit in diesen Dingen zu gewinnen ist — gelungen ist.

Die dritte Gruppe von Fällen sind dann die eigentlichen traumatischen Tumoren, wobei wir eigentlich nur bei einzelnen Gliomen scheinbar eine Differenz gegenüber den auf nicht traumatischem Wege entstandenen Tumoren finden können. Hier seien die Fälle von NEUBÜRGER (Fall 58) und VOLLAND (Fall 60) angeführt. Der erstere, der seinen Tumor so beschreibt, daß er in die Nähe der diffusen Sklerose zu stellen ist, der letztere, der gleichfalls seinen Tumor den Sklerosen nähert, aber der tuberösen Sklerose, also einer Tumorart von ausgesprochenem Mißbildungscharakter. Sonst kann ich nicht finden — besonders nicht in meinen eigenen Fällen —, daß wir pathologisch-anatomisch die Tumoren, die sich im Anschluß an das Trauma entwickelt haben, von denen ohne traumatische Ursache differenzieren können.

Ich will diese Tatsachen hier nur anführen, um erst bei der Besprechung der Genese dieser Tumoren des näheren auf diese Eigenheiten einzugehen.

Schließlich sei noch darauf hingewiesen, daß die Hauptmasse der traumatisch bedingten Tumoren, wie bereits erwähnt, Stirnhirn bzw. Kleinhirn betreffen, Stellen, die naturgemäß dem Trauma besonders ausgesetzt sind. Man kann auch in diesem Umstand einen kleinen Beleg dafür sehen, daß Tumoren traumatisch bedingt sein können.

Pathogenese.

Wenn man sich von hypothetischen Annahmen bezüglich des Entstehens der traumatischen Geschwülste fernhalten will, so ist das angesichts der vielen geäußerten Anschauungen unendlich schwer. Darum will ich im folgenden das, was darüber mitgeteilt wurde, zunächst mit

Rücksicht auf das vorhandene Material prüfen, um zu sehen, was stichhältig ist und was nicht.

Wenn man von der Annahme BILLROTHS ausgeht, die eine Art Geschwulstdisposition annimmt, so ist es schwer, eine solche klinisch bzw. pathologisch-anatomisch erweisen zu wollen. Vielleicht können als Beleg für eine derartige Disposition jene Fälle herangezogen werden, bei denen neben den Geschwülsten des Gehirns sich auch Geschwülste an anderen Stellen des Körpers entwickelt haben. Ich habe in meinem Material keine derartigen Fälle. Aber in den angeführten Fällen der Literatur fanden sich immerhin sechs, bei denen verschiedenartige Geschwülste aufgetreten sind.

Als erste sind die zu erwähnen, bei welchen die Geschwülste anderer Art sich im Gehirn fanden, wie bei MERZBACHER (Fall 25), der ein Sarkom von den Meningen ausgehend beschreibt, um das herum sich das Gliom entwickelt hat, oder NIPPE (Fall 36), bei dem ein gleiches sich um ein Lipom fand. NIPPE bezieht die vor der Entwicklung des Tumors bestandenen Erscheinungen wahrscheinlich mit Recht auf das Lipom, das also in diesem Falle vor dem Gliom vorhanden war. In dem Falle VOLLANDS (Fall 60), den man wohl mit Recht als nahezu sicher traumatisch ansprechen kann, fand sich ein Adenom bzw. Fibrolipom der Niere. Ob man die Beobachtung von LEISER (Fall 119) mit dem kleinen Osteom, unter dem sich dann das Sarkom zeigte, hierher rechnen kann, ist schon eher fraglich, da Knochenwucherungen an der Stelle von Duratumoren verhältnismäßig häufig sind. Weiters wären noch zwei Fälle zu erwähnen, bei denen ein Karzinom neben dem Tumor des Gehirns gefunden wurde. Eigentlich gehört nur der Fall von REINHARDT (Fall 129) hierher, bei dem sich bei der Obduktion ein Pyloruskarzinom fand, während der Fall von SCHELLENBERG (Fall 131), der ein Karzinom der Rachenwand zeigte, überhaupt als Tumor des Gehirns kaum in Frage kommt.

Die Fälle sind also verhältnismäßig geringfügig und so nicht eindeutig, daß es schwer ist, sie als Belege für eine Geschwulstdisposition anzusehen. Es erscheint auch deshalb schwer, weil wir uns unter dem Begriff Geschwulstdisposition sehr wenig vorstellen können. Man könnte vielleicht einen Faktor heranziehen, auf den seinerzeit BARTEL besonders aufmerksam gemacht hat, der behauptete, daß bei gliomatösen Geschwülsten der Status tymico-lymphaticus besonders häufig anzutreffen ist. Tatsächlich finden wir ein oder das andere Mal auch in unseren Fällen und auch in den Fällen der Literatur bei den traumatisch entstandenen Tumoren einen Status thymico-lymphaticus angegeben, keinesfalls aber häufiger als bei irgendwelcher anderen Erkrankung.

Ich habe seinerzeit (1906) gemeint, daß das pathologische Tumorwachstum bei den Gliomen eventuell dadurch bedingt werden könnte, daß die Gliazellen, die immer Proliferationsfähigkeit besitzen, unter die

Wachstumsbedingungen versetzt werden, die sie im Embryonalleben haben, wobei ich gleichfalls an hormonale Einflüsse dachte. Ich meinte damals, daß die Zirbel vielleicht einen Einfluß nehmen könnte, da sie im embryonalen Leben und in der frühesten Kindheit zur Wachstumssteigerung des Gehirns Veranlassung gibt. Sie wirkt postembryonal dann, wenn die Wachstumswiderstände durch irgendeinen degenerativen Vorgang eine Verschiebung erfahren. Es würde sich also dann um eine Art konstellative hormonale Einstellung handeln, die notwendig wäre, um das hervorzubringen, was man eventuell als Geschwulstdisposition bezeichnet. Es ist selbstverständlich, daß es sich hier so lange um hypothetische Annahmen handeln wird, als wir nicht in der Lage sind, wirklich zu beweisen, daß ausgesprochene oder deutliche hormonale Störungen für die Tumorbildung in Betracht kommen.

In einer ganzen Reihe der angeführten Fälle der Literatur wird auf die Möglichkeit der Entstehung von Tumoren nach Unfall auf Basis der Cohnheim-Ribbertschen Theorie hingewiesen. Der in der Anlage abgesprengte Keim oder sekundär verlagerte Keim, wobei der Grund dieser sekundären Verlagerung auch ein oder das andere Mal das Trauma sein kann, spielt dabei eine Rolle. Zumeist aber wird, wie schon erwähnt, darauf verwiesen; ein Beweis für die Existenz derartiger Keime wird fast nie erbracht. Nun ist aber gerade das Zentralnervensystem eine Stätte, wo Entwicklungsstörungen aus ganz nichtigen Ursachen sehr leicht entstehen können.

Wenn ich einige anführen darf, so sei vor allem auf die Bildung des Zentralkanals bzw. der Ventrikel verwiesen, wobei nicht nur der Verschluß des Neuralrohrs, sondern auch die Zusammenlegung der Seitenwände, die Verklebung der Grund- und Flügelplatte die Möglichkeit eines Liegenbleibens fötalen Materials bietet. Ganz analog wie beim Zentralkanal haben wir auch bei der Ventrikelbildung derartiges zu sehen Gelegenheit. Es handelt sich also in diesen Fällen nicht um versprengte Keime, sondern — und das scheint mir der bessere Begriff — um Keimpersistenz. Dabei bezeichnet die Lage dieser persistenten Keime den Entwicklungsgang des Neuralrohrs bzw. der Ventrikel.

Das beste Beispiel für derartige Bildungen bietet die Gliomatosis spinalis und die Syringobulbie, wobei die Eigenart des Prozesses offenbar sekundär bedingt ist. Dann finden wir ja auch in der dorsalen Verschlußlinie des Neuralrohrs im Rückenmark Tumoren. Wir werden demzufolge bei Neubildungen, die peri- oder paraventrikulär oder intraventrikulär gelegen sind, besonders wenn sie aus einem Material bestehen, das dem Keimmaterial nahesteht, schon aus der Lage allein auf ihre eventuelle Entstehung aus Keimpersistenz schließen können. Es werden also Neuroepitheliome, Ependymblastome, Ependymome, aber auch Gliome, in denen sich ependymäres Material findet, dahin zu rechnen sein.

Hier sei ein Wort über dieses ependymäre Keimmaterial in Gliomen angefügt. In einer vor nicht zu langer Zeit erschienenen Arbeit hat WIESAUER neuerdings Stellung zu diesem Problem genommen. Sie hat gezeigt, daß die Auskleidung gewisser gliomatöser Zysten eine doppelte sein könne. Eine mit echtem Ependym und eine zweite mit ependymähnlichen Gliazellen. Diesen Standpunkt habe ich bereits im Jahre 1906 auf Grund der damals bekannten Tatsachen durchgeführt, besonders mit Rücksicht auf die Befunde von STRÖBE, SAXER einerseits und BUCHHOLZ andererseits. Wer die ältere Literatur nach dieser Richtung hin genauer durchsieht, wird auch finden, warum der gliöse Belag in den zystischen Gliomen sich mitunter nur in einer reihenförmigen Anordnung der Gliazellen zeigt, wie wir sie etwa um ein Gefäß herum bei Reizungszuständen finden können oder warum andererseits die Glia oft den Charakter kubischer, dem Ependym ähnlich sehende Zellen annimmt. Auch BORST hat schon auf ependymähnliche Gliazellen aufmerksam gemacht, die er auch bei entzündlichen oder malazischen Prozessen gesehen hat — was jeder bestätigen wird. Man vergißt eben ganz das große Adaptationstalent der Glia, das nicht nur mechanisch ist, sondern auch funktionell. Man kann geradezu sehen, daß bei mancher Gliazelle die Funktion die Form bestimmt. Man muß also demzufolge nicht annehmen, daß die Gliazelle im Tumor die Tendenz hat, sich zurückzuentwickeln (Anaplasie) und daß, sagen wir aus einem Astrozyten, eine Ependymzelle wird. Hier handelt es sich nicht um Rückentwicklung, sondern um funktionelle Adaptation. Man darf diese Dinge nicht gewaltsam erklären wollen, wenn sie sich auf die einfachste Weise unter Heranziehung allgemein bekannter und sicherstehender Tatsachen erklären lassen.

Wenn wir also in einem Gliom eine Zyste mit einer Wandbekleidung sehen, dann wird man unter allen Umständen den Nachweis erbringen müssen, ob es sich hier um ependymäre Elemente handelt oder ob diese Zyste von ependymähnlichen Gliazellen ausgekleidet ist. Der Beweis läßt sich erbringen erstens aus der Lage der Zyste und zweitens aus der Form der Zellen. Wenn auch im Tumor die Zellen oft eine abwegige Entwicklung nehmen und auch hier neben dem pathologischen Wachstum die abnorme Funktion die Form bestimmt, so ist man doch zumeist in der Lage, Ependym und Glia voneinander zu scheiden.

In dem von mir angeführten Ausgangsfall (2) gelang dies nicht nur durch Betrachtung der Wandbekleidung, sondern auch dadurch, daß einzelne Partien des Tumors ganz den Charakter aufwiesen, den manche Ependymgliome zeigen. Aber ich verkenne nicht, daß es unter Umständen schwer sein wird, ein Ependym von adaptierter Glia zu unterscheiden. Jedenfalls sind die Fälle von WIESAUER verhältnismäßig leicht zu erkennen. Und ihr Fall 3 zeigt kaum etwas mehr als Reihenbildung von Gliakernen, wie man sie — wie bereits erwähnt — in Reizzuständen an den Gefäßen sieht. Das ist ja eine der Tendenzen der Glia, abzuriegeln. Und im Verfolge dieser Funktion bildet die Glia Reihen, Endfüße und geschlossene Membranen.

Die zweite Frage, die zu entscheiden ist, ist, ob solche ependymausgekleidete Höhlen ganz im Sinne von STRÖBE als Keime anzusehen sind, aus denen heraus sich ein Gliom entwickeln kann. Das wesentliche, um diese Frage zu entscheiden, ist immer die Tatsache, daß dem Ependym ganz andere Wachstumspotenzen innewohnen als einer fertigen Gliazelle. Wir können aus dem im Anfange Angeführten schließen, daß auch nach der Geburt Ependymzellen als Gliazellbildner tätig sind. Demzufolge haben wir auch bei den Ependymzellen nicht nötig, nach irgendwelchen geheimnisvollen Strukturen zu suchen, sondern es genügt, die Annahme, daß sie eben ihre Fähigkeit der Proliferation noch nicht verloren haben. Bei all diesen Dingen läßt sich — das muß man betonen — ein absoluter Beweis nie führen, es sei denn, daß man tatsächlich sieht, wie eine ependymäre Zelle Spongioblasten ganz im Sinne der embryonalen Spongioblastenbildung erzeugt. Nun kann man tatsächlich bei manchen Ependymzysten haufenförmige Anordnung von ependymähnlichen Zellen sehen, die bereits nicht mehr ganz den Charakter dieser, aber auch noch nicht den Charakter der Gliazellen zeigen. Es wäre immerhin möglich, daß diese haufenförmig angeordneten Zellen Ausdruck der Proliferation des Ependyms einerseits und der Umwandlung in Gliazellen andererseits sei, denn wir dürfen nie vergessen, daß wir eine normale Entwicklung im Tumor kaum erwarten dürfen, weil hier die Wachstumsbedingungen unter abnormen Verhältnissen stehen und demzufolge nicht immer normale Zellen entstehen müssen. *Ich möchte mich demzufolge dahin aussprechen, daß ein Teil der Gliome wenigstens aus der Persistenz ependymaler oder dem Neuroepithel nahestehender Zellen zu erklären ist, die ihre fötalen bzw. frühinfantilen Potenzen bewahrt haben.*

Aber das Zentralnervensystem bietet für die Entstehung von Gliomen noch andere Momente. Auch hier wiederum handelt es sich keinesfalls um verlagerte Keime oder versprengte Anlagen, sondern um eine absolute Keimpersistenz. Dahin gehört die von mir in meinem ersten Ausgangsfall angenommene Entstehung eines Medulloblastoms aus den erhaltengebliebenen Zellen der OBERSTEINERschen Schicht. Auch hier ist nichts von einer primären oder sekundären Keimverlagerung wahrzunehmen. Auch hier wissen wir, daß es sich um eine Keimpersistenz handelt, d. h. Erhaltenbleiben der im embryonalen Leben tätigen Keimzellen an ihrer normalen Stelle. Auch hier wissen wir, wie bereits eingangs erwähnt, daß diese Keimzellen auch postfötal noch entwicklungsfähig sein können und müssen demzufolge annehmen, daß sie — wenn nicht irgendeine Schädlichkeit ihre Struktur stört, es auch späterhin bleiben.

Es ist also absolut nicht notwendig anzunehmen, daß hier irgendwelche rätselhafte Vorgänge sich abspielen, sondern es handelt sich immer wieder um die Persistenz keimförmigen Materials. Man wird sich nur bei dem bekannten Bau der Medulloblastome fragen müssen, warum das eine Mal der Tumor fast durchwegs gleichartige Elemente zeigt, die den Medulloblasten — um diesen Namen beizubehalten — vollständig gleichen, so daß man auf den Gedanken kommen könnte, es handle sich um Rundzellsarkome und das andere Mal dieselben Zellen sich fortentwickeln, um auf der einen Seite eigenartig geformte Glia, auf der anderen Seite sogar ganglienzellenähnliche Gebilde zu erzeugen.

Ich möchte hier zwei Fälle einander gegenüberstellen, die vielleicht die Aufklärung bringen. Der erste Fall ist der im vorhergehenden als Ausgangsfall 1 benützte. Er zeigt eine unendlich stürmische Entwicklung in verhältnismäßig kurzer Zeit und ist in einer verhältnismäßig kurzen Zeit auch zugrunde gegangen.

Ganz anders der zweite Fall (nicht traumatisch 1928 veröffentlicht). Hier konnte man postoperativ den Fall ziemlich lange erhalten. Und dieses zeitliche Intervall scheint genügt zu haben, um eine Fortentwicklung der Medulloblasten zu begünstigen. Man muß also bei der Beurteilung der Zusammensetzung eines Tumors immer den verschiedensten Faktoren Rechnung tragen, um auf diese Weise zu einer Auffassung über die Genese der Geschwulst zu kommen. Es unterliegt für mich keinem Zweifel, daß diese Form der Tumoren durch Keimpersistenz zu erklären ist. Denn in dem kurz dauernden Fall nach Trauma war dieses Verhältnis so in die Augen springend, daß man ihn trotz meiner Einwürfe wird als beweisend gelten lassen müssen.

Es scheint mir nun, daß auch die Pinealome dahin gehören. Ich habe in meiner seinerzeitigen Arbeit über die Zirbeldrüse von einem Tumor berichtet, den ich nicht als reines Gliom bezeichnete, sondern als zusammengesetzten Tumor deshalb, weil es sich aus verschiedenen Elementen zusammensetzte. Ich tat dies aus dem Grunde, da alle diese Gewebsarten, vor allem Zirbelzellen, Gliazellen und Ependymschläuche aus dem äußeren Keimblatte hervorgehen und sich eigentlich erst in einer späteren Zeit differenzieren und da der Ausgangspunkt dieser Tumoren ein und dieselbe Stelle ist, nämlich der hinterste Abschnitt des Daches des III. Ventrikels, jene Stelle, wo die genannten Gewebsarten zusammenstoßen. Wir könnten also auch bei den Pinealomen, besonders jenen, die sich aus den verschiedensten Elementen zusammensetzen, soferne sie nur einem Keimblatt angehören, davon sprechen, daß sie aus irgend einer im hinteren Ende des Daches des III. Ventrikels vorhandenen Keimpersistenz sich entwickeln.

Für die Neurinome ist das ja seit STERNBERGs grundlegenden Untersuchungen bekannt. Hier bleiben die SCHWANNschen Scheidenzellen liegen, die später Ausgangspunkt der Tumorbildung werden. Es ist nicht ohne Interesse, daß diese Tumoren sich vom Vestibularis aus entwickeln, also jener Stelle gerade, wo diese Zellpersistenz absolut zu erweisen ist.

Ich habe im vorangegangenen eine Reihe von Beispielen angeführt, die zeigen sollen, wie in den verschiedensten Regionen des zentralen Nervensystems Keimmaterial erhalten bleibt, offenbar funktionstüchtig, das ohne weiteres als Grundlage für einen entstehenden Tumor herangezogen werden kann. Ich wiederhole, daß es absolut nicht nötig ist, von versprengten Keimen oder verlagerten Keimen zu sprechen, sondern daß es einfach genügt, daß ein Keim an der Stelle, wo er im Gang der Entwicklung sich findet, liegenbleibt. Selbstverständlich wird es immer schwer sein zu erweisen, daß diesen liegengebliebenen Keimen jene Wachstumspotenz erhalten bleibt, die sie im Fötalleben oder frühinfantil besitzen. Aber gerade der letztere Umstand der postfötalen Entwicklungsmöglichkeit aus solchen Zellen oder Zellgruppen spricht dafür, daß diesen Zellen ihre Wachstumspotenzen auch späterhin erhalten bleiben.

Das Zentralnervensystem also zeigt — wie aus den wenigen angeführten Beispielen hervorgeht — eine ganze Reihe von Stellen, an denen Keimmaterial persistent bleibt, Stellen, von denen wir wissen, daß sie als Lieblingssitz für die Entstehung von Tumoren in Betracht kommen.

Die zweite Frage ist nun die: Wodurch wird dieser Keim mobilisiert, d. h. wodurch wird das Wachstum dieser Zellen — ihre Bildungsfähigkeit — angeregt? Sicherlich ist hier nicht ein Faktor allein bestimmend, sondern es treten offenbar konstellativ eine Reihe von Momenten zusammen, die bei einer auslösenden Ursache die Geschwulstbildung hervorrufen. Es wird natürlich nicht leicht sein, diese konstellativen Faktoren zu erfassen. Wenn wir aber beim Gliom bleiben, so habe ich bereits auf den Status thymico-lymphaticus hingewiesen, der nach BARTEL irgendeinen Einfluß auf die Gliombildung haben könnte, auf die besondere Entwicklung der Zirbeldrüse, die gleichfalls bei manchen Gliomen sich findet.

Wenn wir die Blutdrüsenfunktionen als anabolische und metabolische differenzieren wollen, so wäre es nicht unmöglich, daß bei Persistenz von Drüsen mit anabolischer Funktion ein persistenter Keim dann zu wachsen beginnt, wenn irgendein Umstand ihm die Möglichkeit dazu verschafft. Und eine dieser Möglichkeiten scheint nun das Trauma. Ich habe mich bemüht, im vorhergehenden zu zeigen, daß bei einer ganzen Reihe von Tumoren das Trauma an jener Stelle angreift, wo der Tumor zu wachsen beginnt. Am schönsten sieht man das bei den Tumoren der hinteren Schädelgrube, wo fast immer das Trauma direkt den Hinterkopf getroffen hat. Man kann sich nun rein mechanisch vorstellen, daß durch das Trauma eine Lockerung des persistenten Keims — eine Aufhebung der kollateralen Beziehungen —, eine Keimausschaltung im Sinne FISCHER-WASELS erfolgte, denn wir müssen annehmen, daß auch die persistenten Keime analog den Organen sich gegenseitig korrelativ beeinflussen, d. h. daß die Entwicklungsmöglichkeit eines Apparates oder Organs immer in Abhängigkeit steht von jenen der Umgebung. Wenn nun diese enge Korrelation, die wir auch für den persistenten Keim in Anspruch nehmen müssen, gesprengt wird, wenn dieser Keim durch das Trauma ausgeschaltet wird, dann kann er seine natürlichen Potenzen entfalten und wird zur Neubildung.

So sehr ich mich auch im vorhergehenden bemüht habe, immer auf dem Boden des Tatsächlichen zu bleiben, scheint mir die eben vorgetragene Annahme der Ausschaltung des persistenten Keims durch das Trauma und dessen pathologisches Wachstum gerechtfertigt. Wir brauchen dabei keinesfalls auf geheimnisvolle Verhältnisse Bedacht zu nehmen, denn die Dinge scheinen verhältnismäßig einfacher zu liegen als wir glauben. *Also Bedingungen für die Entwicklung eines Tumors nach Trauma sind u. a.:*

1. Keimpersistenz,

2. Ausschaltung des Keims durch das Trauma und

3. da mir diese Ausschaltung allein nicht genügt, das Vorhandensein irgendwelcher konstellativer Faktoren, die die Fortentwicklung der Keimzellen unterhalten. Als solche kämen in erster Linie hormonale Faktoren in Frage, vielleicht gleichfalls in der Anlage bedingte Persistenz anabolischer Faktoren.

Während man in Fällen von Keimpersistenz und sekundärer Keimausschaltung immerhin noch den Einfluß des Traumas auf den Tumor begreiflich finden wird, ist das für die große Menge der Fälle, bei denen eine Keimpersistenz nicht besteht oder zumindest nicht nachzuweisen ist, viel schwerer zu erweisen, denn man kann doch nicht gut annehmen, daß in jedem traumatisch bedingten oder nach Trauma entstehenden Tumor, auch dort wo der Nachweis nicht gelingt, irgendeine Geschwulstkeimanlage vorhanden ist. Wir müssen also hier zu anderen Erklärungsversuchen greifen, solchen, wie sie die allgemeine Pathologie kennt und wie sie uns durch B. FISCHER nähergebracht wurden.

Wenn man von meinem dritten Ausgangsfall ausgeht, so zeigt sich, daß trotz der Zusammensetzung aus einem verhältnismäßig jungen oder besser gesagt fötalen Gewebe der Tumor eigentlich eine besonders lange Zeit zu seiner Entwicklung gebraucht hat, dies trotzdem es sich um ein verhältnismäßig junges Individuum gehandelt hat. Auch sonst kann man sehen, daß bei den aus Narbengewebe entstandenen Tumoren — was allerdings nicht immer sicher zu erweisen ist — die Entwicklung der Geschwulst eine weitaus größere Dauer beansprucht als z. B. in den sicheren Fällen von Medulloblastom. Dies der erste Punkt.

Der zweite Punkt ist die Tatsache, daß sich diese Tumoren gewöhnlich um zystöse Hohlräume entwickeln. Man denke nur an die inzipienten Fälle von HABEL, V. MONAKOW, MARTEL et GUILLAUME. Interessant ist, daß CLARUS in seiner monographischen Darstellung der Kleinhirnzysten aus dem Jahre 1874 schon zwei offenbar hierher gehörige traumatische Fälle (v. GUSTORF, HUGHLINGS JACKSON) anführt. Auch in meinem Fall (3) ist nicht ohne Interesse, daß zystische Räume vorhanden sind, von denen aus man ganz deutlich sieht, wie sich die Zellanreicherung gestaltet. Auch in dem Falle von MERZBACHER und UYEDA liegt ähnliches vor. Das spricht eigentlich dafür, daß die Regenerationstendenz der Glia in diesen Fällen eine ganz andere sein muß als sonst, denn sonst wäre die oft kleine Zyste doch narbig umgewandelt, da die Fibrillogenese sonst bei der Narbenbildung die Hauptrolle spielt. Ganz fehlt die Fibrillogenese ja nicht, aber es scheint mir, daß man diesen Punkt besonders hervorheben müsse, weil möglicherweise in dem Mangel dieses funktionellen Momentes die Möglichkeit aktiver Zellproliferation gelegen ist. Es zeigt sich auch besonders in dem Falle, den MERZBACHER und UYEDA genauer beschreiben, daß hier tatsächlich nicht nur eine amitotische, sondern eine mitotische Kernteilung vorkommt und sich Zellen bilden, die nach Form und Größe differieren. Man muß jedenfalls diesen beiden Momenten, die tatsächlich vorhanden sind, Beachtung schenken, wenn man die Bildung von Tumoren aus Narben ins Auge faßt, ich meine dem zeitlichen Faktor und der geringgradigen Fibrillogenese, die offenbar die Proliferationspotenzen der Zelle begünstigt. Denn eine Infektion kann man bei der Natur der Geschwülste kaum annehmen, bleibt also die *Reiztheorie*.

Schon der Umstand, daß die Entwicklung der Tumoren längere Zeit in Anspruch nimmt, könnte eventuell für die Wirkung eines Reizes sprechen, der sich nur ganz langsam auswirkt, wenn man die oft überaus lange Dauer und besonders große Latenzzeit in der Mehrzahl der Fälle von Trauma und Tumor ins Auge faßt. Allerdings kann es nicht ein gleicher Reiz sein, wie etwa beim Paraffinkrebs, denn sonst müßte man etwa wie bei diesem ein gleiches zeitliches Intervall für das Entstehen des Prozesses anführen können. Die Frage, was als Reiz zu betrachten ist, ist allerdings nicht immer leicht zu entscheiden, leichter nur in solchen Fällen, bei denen sich irgendein Fremdkörper im Tumor findet, um den herum sich die Neubildung entwickelt hat. Die Beispiele, die ich auf Seite 75 u. f. angeführt habe, sind in dieser Beziehung wohl sehr charakteristisch und man muß zugeben, daß auch die eingewachsenen Knochenstücke in diese Gruppe einzubeziehen sind. Aber selbst wenn man annimmt, daß in jenen häufigen Fällen, in welchen sich der Tumor direkt unter der Narbe entwickelt hat, möglicherweise auch kleinste Knochensplitter, trotzdem man dieselben nicht hervorhebt, vorhanden waren,

so ist das doch keineswegs sicher für alle Fälle nachweisbar. In meinem
dritten Fall hat das Projektil außerhalb des Schädels gelegen. Wenn sich
auch Narben hier nachweisen ließen, ist es kaum wahrscheinlich, daß
wir in diesem Projektil die Ursache für einen Dauerreiz auf das Gehirn
sehen können. Ich habe übrigens in meinen Fällen genauestens darauf
geachtet, was sich durch Röntgenuntersuchung fast immer feststellen
läßt, ob irgendeine Knochenveränderung oder ein Fremdkörper im Tumor
war und kenne eine ganze Reihe von Fällen, bei denen sich absolut weder
dieses Verhalten noch eine Keimpersistenz nachweisen ließ. So wird
man zugeben müssen, es könne sich in einzelnen Fällen ein Tumor aus
einer Narbe im Zentralnervensystem ohne Nachweis eines Dauerreizes
entwickeln. Ich habe bereits kurz auf die Vorgänge bei der Narbenbildung hingewiesen und gezeigt, daß mesodermales und ektodermales
Gewebe je nach der Größe der Verletzung herangezogen werden, um
einen Defekt zu füllen. Ich habe erwähnt, daß die Fibrillogenese bei
diesen Prozessen im Mittelpunkt steht. Im Gegensatze dazu ist diese
Fibrillogenese, was ich aus den wenigen hierfür verwendbaren Fällen
entnahm, bei den traumatisch bedingten Tumoren auf Narbengrundlage
verhältnismäßig gering. Wir müssen deshalb hier andere Faktoren
heranziehen, um eine Erklärung dieser eigenartigen Vorgänge zu ermöglichen. MERZBACHER und UYEDA setzen eine ganz eigenartige Disposition
zur Gliareaktion voraus. Wir können diese vielleicht in der Umstellung
erblicken, die ich eben in bezug auf die Fibrillogenese und in der Zellvermehrung erwähnt habe. Ich spreche immer von Gliomen, nicht mit
Unrecht, weil diese ja die Hauptmasse der traumatisch bedingten Tumoren
darstellen, besonders wenn man alles zusammenfaßt, was dem Gliom-
begriff unterzuordnen ist. Möglicherweise haben wir hier in der Neigung
zur Geschwulstbildung etwas vor uns, was B. FISCHER-WASELS mit dem
bezeichnenden Namen der Zellrasse ausdrückt. Wenn man noch dazu-
nimmt, daß die Gliazelle ein unglaubliches funktionelles Adaptationstalent hat, so wäre es wohl möglich, daß eine Umstellung der Funktion —
in diesem Falle Unterbleiben der Fibrillogenese — genügt, eine Vermehrung der Zelle über die Norm hinaus hervorzurufen. Freilich
genügt auch dieses Moment allein nicht und wir müssen wohl annehmen,
daß die wuchernden Zellen irgendwelche Potenzen in sich haben, die
ihre Entwicklung zum Tumor ermöglichen. Ob hier die Annahme bestimmter Zellen (Kambiumzellen) notwendig ist oder ob eine normal
entwickelte Gewebszelle infolge einer geheimnisvollen Metastruktur
Potenzen erhält, die ihr schrankenloses Wachstum bedingen, läßt sich
leider histologisch nicht erweisen. Nur eines möchte ich hervorheben,
daß — wie dies von der Mehrzahl der Autoren anerkannt wird — die
Tumorzelle gewöhnlich einen niedereren Reifegrad besitzt als die Zelle,
die wir als Ausgangszelle des Tumors ansehen können. Weiters dürfen

wir nicht vergessen, daß im Tumor verschiedene Faktoren wirksam sind, die den Charakter der Zelle bestimmen, so daß wir hier neben den Ausgangszellen des Tumors nicht unwesentliche Veränderungen in Größe und Form und Funktion vor uns haben, besonders wenn das nutritive Verhältnis, wie dies bei den Gliomen der Fall ist, oft viel zu wünschen übrig läßt. Man muß also die sekundären Veränderungen im Tumor und an den Tumorzellen von den primären Tumorzellen abscheiden, um deren formale Zusammensetzung richtig zu beurteilen.

Aber noch ein Moment scheint in Frage zu kommen. Um wiederum beim Gliom zu bleiben, so entfernen sich eine Reihe derartiger Fälle in formaler Beziehung von dem, was man als typisches Gliom zu sehen gewohnt ist. Ich erinnere nur an die Fälle von NEUBÜRGER, bei dem der Tumor einen Charakter angenommen hat, der sich mehr einer diffusen Sklerose nähert. Ich habe einen ähnlichen Tumor, allerdings nicht traumatisch bedingt, untersuchen lassen (PFLEGER), wobei man wohl kaum im Zweifel sein kann, daß irgendein versteckter Anlagefehler hier eine Rolle spielt. Ein Ähnliches gilt wohl auch für den Fall von VOLLAND, bei dem der Tumor sich in mancher Beziehung den Verhältnissen bei der tuberösen Sklerose nähert, für die man ja auch Anlagefehler zur Erklärung der Entstehung heranzieht.

Wir werden demzufolge jene Fälle, für die wir keine Keimpersistenz und Keimausschaltung durch das Trauma nachweisen können, nicht gleichartig bewerten, sondern werden vielleicht, trotzdem die Lehre von dem Dauerreiz nicht hinlänglich bewiesen erscheint, für die Fälle, bei denen ein Fremdkörper die Grundlage der Geschwulst bildet, doch einen Dauerreiz annehmen. Wir werden dann Fälle haben, die, obwohl eine Keimpersistenz nicht zu erweisen ist, in ihrem histologischen Bild Charaktere zeigen, die eine solche wahrscheinlich machen und wir werden schließlich drittens Fälle haben, bei denen offenbar eine Reihe von Momenten zusammentreten, um aus den reparativen Prozessen einen Tumor entstehen zu lassen. Diese Momente können in der Zelle selbst gelegen sein (Metastruktur, mangelnde Fibrillogenese) oder außerhalb der Zelle (Überangebot von Lipoiden im Sinne von BENEKE) und ähnliches. Da wir uns hier aber auf dem Boden der Hypothese befinden, will ich auf diese Dinge nicht weiter eingehen, sondern nur die Tatsache hervorheben, daß auch ohne Keimpersistenz Tumoren nach Trauma entstehen können, die offenbar absolut nicht durch gleichartige, sondern durch verschiedene Umstände verursacht sind. Das Wesentliche dabei ist, daß diese Tumoren sich von jenen mit Keimpersistenz nicht zu unterscheiden brauchen, daß sie alle Charaktere von den Tumoren an sich tragen, wie sie aus anderen Ursachen heraus sich entwickeln.

Ich verweise auf die ausführlichen Darlegungen der pathologischen Anatomen über die Tumorfrage, besonders jene von B. FISCHER und auch die von Beneke, welche uns einen Einblick in die verschiedenen Möglichkeiten gewähren. Wir werden aber insolange zu keinen greifbaren Resultaten kommen, als es uns nicht gelingt, experimentell die Frage zu entscheiden, ob und auf welche Art das Trauma die Genese eines Tumors ermöglicht, denn der anatomische Befund kann uns hier nur insoweit aufklären, als er uns zeigt, daß eine Keimpersistenz besteht oder wie sich eine Narbe in einen Tumor umwandelt.

Eine Gruppe von Tumoren bedarf noch einer besonderen pathogenetischen Besprechung. Das ist die immerhin seltsam anmutende Tatsache einer posttraumatisch auftretenden Zystizerkose. Ich selbst habe zwei Beobachtungen dieser Art, von denen besonders die eine mir sehr wichtig erscheint und gegenüber jener von Saliger und Kalman den Vorzug hat, daß nicht gleich nach dem Unfall Erscheinungen aufgetreten sind, sondern erst acht Monate später. Und das zweitwesentliche ist, daß in diesem Falle die Zystizerkenblasen genau unter der Narbe und sonst nirgend anders sich gefunden haben. Da ich den Fall selbst sehr genau beobachten konnte und auch bei der Operation zugegen war, und auch nach dieser die Pat. untersuchte, so ist an der Tatsache nicht zu zweifeln, ebensowenig daran, daß sich ein Jahr und mehr darnach kein Rezidiv der Zystizerkose und auch keine weitere Aussaat derselben gefunden hat. Das ist immerhin ein interessantes Faktum, daß durch das Trauma ein im Körper befindliches Agens mobilisiert und an der geschädigten Stelle deponiert werden kann. Ich glaube kaum, daß dieser Fall eine andere Deutung zuläßt.

Auch der erste von mir beobachtete hierher gehörende Fall ist eine Zystizerkose, wobei es sich allerdings um einen ganz kleinen Zystizerkus im IV. Ventrikel gehandelt hat. Er zeigt den Zystizerkus entsprechend der Stelle des Traumas. Denn hier hatte ein Sturz auf den Hinterkopf stattgefunden. Nun wird man allerdings in diesem Fall einwenden können, daß die Zystizerken sich mit Vorliebe im IV. Ventrikel etablieren. Aber vielleicht ist ein Grund hierfür in dem Trauma des Hinterkopfs zu erblicken. Jedenfalls wird man auch diese Fälle berücksichtigen müssen und dann einen Zusammenhang mit dem Trauma anerkennen, wenn sich die Zystizerkenblase in einer entsprechenden Distanz nach dem Unfall genau an der Stelle nachweisen läßt, wo der Schädel verletzt wurde, wobei allerdings noch hinzuzufügen wäre, daß sonst nirgends im Gehirn eine Zystizerkose nachzuweisen wäre.

Wir hätten damit auch die Frage beantwortet, wie sich der Zusammenhang von Granulationsgeschwülsten und Trauma erklären ließe. Bruns hat diesbezüglich bereits das lokalisatorische Moment herangezogen, indem er meinte, daß Tuberkel sich gerne an der Stelle der traumatischen Schädigung des Gehirnes lokalisieren. Dafür liegt in der lokalisierten Zystizerkose der Beweis, was selbstverständlich auch für die Granulationsgeschwülste Geltung hat.

So unausgiebig auch die pathogenetische Forschung ist, an *der Tatsache eines Zusammenhanges von Trauma und Entstehung eines Hirntumors ist nach dem Gesagten nicht zu zweifeln.* Wenn ich nun versuche, jene Punkte zusammenzufassen, welche als Beweis für die Abhängigkeit der Entwicklung des Tumors vom Trauma gelten können, so fallen sie keinesfalls zusammen mit jenen, welche bisher in der Literatur eine so große Rolle gespielt haben. Es ist weder die Intensität des Traumas bestimmend, noch die Lokalisation, wiewohl auch hier Ausnahmen möglich wären, doch müssen wir fordern, daß das Trauma den Schädel getroffen hat. Wir werden allerdings dann mit größerer Wahrscheinlichkeit einen traumatisch bedingten Tumor annehmen, wenn sich dessen Entwicklung an jener Stelle vollzieht, wo das Trauma eingewirkt hat, also unterhalb der Narbe oder unterhalb dem eingebrochenen Knochen. Wir werden fordern müssen, daß in jedem Fall von Trauma sofort sichergestellt wird, welche Stelle des Schädels vom Trauma getroffen wurde und wir werden demzufolge an dieser Stelle genauestens Nachschau halten müssen, ob nicht ein Fremdkörper oder ein eingebrochenes Knochenstück hier nachzuweisen ist. Sehr wesentlich scheint mir der Nachweis einer stattgehabten Hirnerschütterung für jene Fälle, bei welchen der Tumor sich nicht in der Umgebung der Narbe bzw. des Traumas entwickelt hat, sondern in der Umgebung des IV. Ventrikels, um die Liquorstoßwirkung solcher Fälle festzustellen. Nicht wesentlich ist die Bedeutung der Brückensymptome, nicht wesentlich sind die zeitlichen Verhältnisse, doch ist bei meinen Untersuchungen aufgefallen, daß die zeitliche Entwicklung bestimmter Tumoren der Gliomgruppe eine verhältnismäßig kürzere ist, umgekehrt bei anderen eine wesentlich längere. Das hängt vermutlich vom Alter der Kranken und von der Art des Tumors ab, indem bei Kindern die Entwicklung gewöhnlich eine raschere, bei Erwachsenen eine wesentlich längere ist; ferner scheint das abhängig auch davon, ob Keimpersistenz besteht oder ein Tumor sich aus einer Narbe entwickelt hat, welch letztere unter allen Umständen eine längere Entwicklungsdauer zeigen.

Erscheint mir also die Koinzidenz des Ortes der Einwirkung des Traumas und der Entwicklung des Tumors nicht absolut nötig, so wird doch, besonders in Zweifelsfällen, die Koinzidenz der beiden für den Zusammenhang sprechen. Da nun eine ganze Reihe von Tumoren, die im Zusammenhang mit dem Trauma zu stehen kommen, bioptisch oder antoptisch zur Untersuchung gelangen, so spielt das Moment der pathologischen Veränderung auch eine bedeutende Rolle. Der Nachweis der Keimpersistenz, der Nachweis narbiger Veränderung, wie sie dem Trauma entspricht, der Nachweis eines Fremdkörpers, sei es eines

Knochenpartikels oder eines von außen eingedrungenen Fremdkörpers, wird hier eine große Rolle spielen. Auch der Umstand, daß die Mehrzahl der beim Trauma gefundenen Tumoren der Gliomgruppe angehören, kann mitunter für die Beurteilung maßgebend sein. Doch darf man nie vergessen, daß auch von jeder anderen Tumorgruppe gelegentlich einmal ein Fall traumatisch bedingt sein kann. Das Wesentlichste ist jedenfalls, daß jeder Fall individuell zu betrachten ist, daß nur die genaueste Erhebung aller Momente und die Zusammenfassung aller in Frage kommender Erscheinungen eine entsprechende Entscheidung ermöglichen wird. Wenn auch heute kaum ein Zweifel über den Zusammenhang von Trauma und Tumor herrschen dürfte, die Entscheidung kann erst das Experiment bringen.

Literatur.

ADLER: Über Auftreten von Hirngeschwülsten nach Kopfverletzungen. Arch. Unfallheilk. II. 1898, 189. — ANTONI, N. R. E.: Über Rückenmarkstumoren und Neurofibrome. München-Wiesbaden: Bergmann. 1920. — ANTONINI, G.: Contributo clinico allo studio dei tumori cerebrali. Rass. Studi psichiatr. 9, 1930, 357. — AUER, HORST: Hirntumor und Trauma. Berlin: J. D. 1920.

BAILEY PERCIVAL: Intracranial sarcomatous tumors of leptomeningeal origin. Arch. Surg. 18, 1929, 1359. Festschr. f. H. CUSHING. — DERSELBE und CUSHING: Gewebsverschiedenheiten der Hirngliome. Jena: Fischer. 1930. — BARTEL, JULIUS: Über die hypoplastische Konstitution und ihre Bedeutung. Wien. klin. Wschr. 21, 1908, 22. — BECKER, L.: Trauma und Geschwulst. Ärztl. Sachverst.ztg. 1910, 153. — BECKMANN, FERTVICK: Head injuries in children. Ann. Surg. 87, 1928, 355. — BECKMANN, OTTO: Gliom und Trauma. Dtsch. Z. gerichtl. Med. 16, 1931, 261. — BENEKE: Trauma und Gliom. Verh. dtsch. path. Ges. 21. Tagung, 1926, 441. — DERSELBE: Über traumatische Entstehung der Gliome und Piatumoren. Mschr. Unfallheilk. 39, 1932, 49. — v. BERGMANN: Die chirurgische Behandlung von Hirnkrankheiten. Arch. klin. Chir. 36, 1887, 759. — Bericht über den internationalen neurologischen Kongreß, Bern 1931. — BERNHARDT, N.: Beiträge zur Symptomatologie und Diagnostik der Hirngeschwülste. Berlin 1887. — BILLROTH, TH.: Allg. Chirurgie, Pathologie und Therapie (bearb. von WINNIWARTER). Wien 1889. — BIRO, MAX: Über Hirngeschwülste. Dtsch. Z. Nervenheilk. 34, 1908, 313. — BLÜHDORN, K.: Die Bedeutung des Traumas für die Ätiologie von Hirntumoren. Breslau: I. D. 1909. — BÖHM, ERICH: 141 Fälle von Gehirntumoren. Leipzig: I. D. 1914. — BORST: Die Lehre von den Geschwülsten. Wiesbaden 1902. — DERSELBE: Rückenmarksgeschwülste. Lubarsch-Ostertag Ergebnisse 9/1, 483. — BRAUNECK: Zur Kasuistik der Gehirntumoren traumatischen Ursprungs. Mschr. Unfallheilk. V, 1898, 103. — BRÜCKNER, C.: Ein Fall von Tumor in der Schädelhöhle. Klin. Wschr. 1867, 303. — BRUENING, HERMANN: Zur Kasuistik der Tumoren im IV. Ventrikel. Jb. Kinderheilk. 55, III. Folge, 5, 1902, 647. — BRUNS: Über zwei Fälle von Tumor im l. Hinterhauptlappen. Zbl. Neur. 19, 1900, 586. — DERSELBE: Die Geschwülste des Nervensystems. II. Aufl. Berlin: Karger. 1901. — BUCHHOLZ: Beitrag zur Kenntnis der Gehirngliome. Arch. f. Psychiatr. XXII., 1891, 385. — BUCK, KARL: Die Bedeutung des Traumas für die Entstehung von Hirngeschwülsten. Zbl. f. Nervenheilk. u. Psych. 32 (neue Folge 20), 1909, 193. — BÜRGER, L.: Gliom und Unfall. Ärztl. Sachverst.ztg. 1912, Nr. 8. — BYROM BRAMWELL: Cases of in tracrnial Tumours. Edinburgh: Oliver and Boyd. 1879.

CAJAL, RAMON Y: Histologie du système nerveux. Paris: Maloine. 1909. u. a. o. — CARRARA, M.: Ein mit Exitus letalis nach Kopfverletzung beendeter Fall von Hirntumor (Neurogliom). Vjschr. f. ger. Med. III. Folge, XI, 1896, 89. — DE CASTRO FERNANDE: Estudios sobre la neuroglia de la corteza cerebral del hombre y de los animales. Trab. Labor. invest., biol., Madrid. 18, 1920, 1. — CERLETTI: Sulla struttura della neuroglia. Reale Acad. di Siencei. Serie V, Bd. XI, 1915, 1. — CHRISTIANSEN VIGGO: Les tumeurs du cerveau. II. Aufl. Paris: Masson et Comp. 1925. — CLARUS, FRANZ: Über Kleinhirnzysten. Würzburg: I. D. 1874. — COHN, TOBY: Symptomatisches und Forensisches über einen Fall von Stirnhirntumor. Mschr. Unfallheilk. V, 1898, 1. — COHNHEIM: Vorlesungen über allgemeine Pathologie. Berlin 1877. — COLLIN et BARBÉ: Gliome de l'angle ponto-cerebelleux. Revue neur. XXI, I, 1911, 601. — CRAIG, W. MC.: Malignant intracranial endotheliomata. Surg. gynecolog. and obs. etc. 1927, 760. — CROUZON, M. O.: Traumatisme et maladies nerveuses. Bericht über den Ersten internationalen neurologischen Kongreß. Bern 1931, 301. — CURSCHMANN: Ein Beitrag zur Ätiologie der intrakraniellen Tumoren. Dtsch. Arch. klin. Med. 10, 1872, 195. — CUSHING, HARVEY: Tumors of the nervus acusticus. Philadelphia: W. B. Saunders. 1917. — DERSELBE: The intracranial tumors of Preadolescence. Brit. J. Childr. Dis. 33, 1927, 551. — DERSELBE: Experiences with the cerebellar medulloblastomas. Acta pathol. et microbiol. scand. (Stockh.) 7, 1930, 1. — DERSELBE: Intracranial tumors. Baltimore: Thomas. 1932. — DERSELBE und BAILEY: Tumors arising from the blood vessels of the brain. Baltimore: Charles C. Thomas. 1928.

DAMMER, MAX: Unfall und Hirngeschwulst. Med. Klin. 26, 1930, II, 1280. — DAVIDOFF, LEO, and FERRARO AMANDO: Intracranial tumors among mental hospital patients. Amer. J. Psychiatry 8, 1929, 599. — DENTAN: Fall von Hirntumor nach Trauma. Korrespondenzblatt für Schweizer Ärzte nach HUNZIKER. — DINKLER: Über Hirntumor nach Trauma. Mschr. Unfallheilk. 1901, Nr. 4. — DOMINI, F. M.: „Tumore meningeo" spiluppatosi sopra una sacca infiamato via da corpo estraneo in sogetto operato per glioblastoma multiforme. Note Psichiatr. 62, 1933, 5. — DUDLEY, W.: A case of cerebral Tumor apparently the direct result of cranial injury. Brain 1889, II, 503. — DÜRCK, HERMANN: Über die ätiologische Bedeutung des Traumas für die Geschwulstentstehung in der Unfallsbegutachtungspraxis. Klin. Wschr. 3, 1924, I, 654.

EPPINGER: Gehirn und Trauma. Ärztl Sachverst.ztg. 1909, 109.

FINKELNBURG: Die ätiologische Rolle des Traumas bei Hirntumoren. Zbl. Neur. 32, 1913, 367 und Dtsch. med. Wschr. 38, 1912, I, 1116. — FISCHER, H.: Nicht operierte Gehirngeschwülste. Dtsch. med. Wschr. 24, 1898, 345, 424. — FISCHER-WASELS, B.: Metaplasie und Gewebsmißbildung. Handb. d. normal. path. Physiologie XIV, 2, 1211. Berlin: Springer. 1927. — DERSELBE: Allgemeine Geschwulstlehre. Ibidem 1341. — FLATER, ADOLF: Unfall und Gliom. Mschr. Unfallheilk. 29, 1922, 9. — FÖRSTER, O.: Enzephalographische Erfahrungen. Z. f. d. g. Neur. und Psych. 94, 1925, 912. — FRÄNKEL: Über Trauma und Sarkomentstehung. Münch. med. Wschr. 68, 1921, 1278. — FRANK, P.: Kopfverletzung — Tod nach vier Jahren an Gliom im Stirnhirn — Zusammenhang anerkannt. Med. Klin. 12, 1917, 583. — FRAZIER: Diskussion zu PARKER und KERNOHAN.

GANZ: Gliom und Trauma. Mschr. Unfallheilk. 34, 1927, 109. — GEIPEL: Bestehen einer Gehirngeschwulst bereits fünf Jahre vor dem Tode. Mschr. Unfallheilk. 24, 1917, 217. — GERHARDT, C.: Das Gliom. Festschr. zur III. Säkularfeier der Universität Würzburg 1882, II. — GLASOW: Ein Fall von Tumor cerebri und seine Beziehung zur Unfallsversicherungspraxis. Ärztl. Sachverst.ztg. 1908, 174. — GLOBUS, J. H.: Die Umwandlung gutartiger Gliome in bösartige Spongioblastome. Z. Neur. 134, 1931, 325. —

Derselbe: Tumors of the quadrigeminale Plate. Arch. of Ophthalm. 5, 1931, 418. — Derselbe und Silbert: Pinealomas. Arch. of Neur. 25, 1931, 837. — Golgi, C.: Untersuchungen über den feineren Bau des zentralen und peripheren Nervensystems. Jena 1894. (*Über die Gliome des Gehirns.* S. 56.) — Grünwald, C.: Drei Gutachten über den Zusammenhang von Geschwülsten und Unfällen. Ärztl. Sachverst.ztg. 1906, 160. — Gustorf: nach Clarus.

Haardt, W.: Ein Akustikustumor bei einem traumatisch ertaubten Luetiker. Mschr. Ohrenheilk. 58, 1924, 881. — Habel: Trauma und Neubildung. Ärztl. Sachverst.ztg. 1898, 305. — Hafner, Karl: Ein Fall von Gehirntumor. Klin. Wschr. 26, 89, 694. — Handford: Cerebral Tumor following Injury. Brit. med. J. 1895, I. 586. — Harvey, S. S. and Harold S. Burr: The development of the meninges. Arch. of Neur. 15, 1926, 545. — Hashimoto Shozo: Zur Kenntnis der Cylindrome und Peritheliome des Gehirns. Arb. neur. Inst. Wien 29, 1927, 357. — Hasselbach, v. Hanskarl: Ependymäres Gliom des IV. Ventrikels, zugleich ein Beitrag zur Frage des Zusammenhanges zwischen Schädeltrauma und Hirntumor. Zieglers Beitr. 86, 1931, 420. — Henneberg, R.: Über Ventrikel und Ponstumoren. Charité Ann. 27, 1903, 493. — Derselbe: Beitrag zur Kenntnis der Gliome. Arch. f. Psychiatr. 30, 1898, 205, u. a. o. — Hildebrand: Pathologisch-anatomische und klinische Untersuchungen zur Lehre von der Spina bifida und den Hirnbrüchen. Dtsch. Z. Chir. 1890. — His, Wilhelm: Die Entwicklung des menschlichen Gehirns während der ersten Monate. Leipzig: Hirzel. 1904. — S. a. Derselbe: Die Neuroblasten. Abh. der math.-phys. Classe der kgl. sächs. Ges. der Wissensch. 15, 1889, 313. — Derselbe: Die Entwicklung der ersten Nerven bahnen beim menschlichen Embryo. Arch. f. Anat. und Physiol. anat. Abt. 1887, 368. — Derselbe: Das Prinzip der organbildenden Hirnbezirke und die Verwandtschaft der Gewebe. Ibidem 1901, 307. — Hochstetter F.: Über die Entwicklung und Differenzierung der Hüllen des Rückenmarkes beim Menschen. Morphologisches Jahrbuch 74, 1934, 1. — Del Rio-Hortega P.: Estructura y systematizacion de los Gliomas y Paragliomas. Arch. españ. Oncol. II, 1932, 411. — Hübschmann: Hirntumor und Trauma. Dtsch. Z. Nervenheilk. 66, 1920, 1. — Hunziker: Beitrag zur Lehre von den intraventrikulären Gehirntumoren und chronischem Hydrocephalus. Dtsch. Z. Nervenheilk. 30, 1906, 77.

Jackson J. Hughlings: nach Clarus. — Jones, O. W.: Cytogenesis of Oligodendroglia and Astrocytes. Arch. of Neur. 28, 1932, 1030. — Jordan: Über die Entstehung von Tumoren, Tuberkulose und anderen Organerkrankungen nach Einwirkung stumpfer Gewalt. Münch. med. Wschr. 48, 1901, 174.

Karplus, J. P.: Organische nichttraumatische Nervenkrankheiten bei Kriegsteilnehmern. Wien: Perles. 1919. — Kaufmann: Lehrbuch der speziellen pathologischen Anatomie. — Kissinger: Beitrag zur Entstehung und Verschlimmerung von bösartigen Geschwülsten durch Traumen. Ärztl. Sachverst.ztg. 35, 1929, 19. — Környey, St.: Eine sich entlang den Gefäßwandungen ausbreitende Hirngeschwulst (adventitielles Sarkom). Z. Neur. 149, 1933, 50. — Kolmer und Marburg: Studien über die erste Entwicklung des Zentralkanals des Menschen. Z. Anat. 89, 1929, 54. — Kümmel, H.: Beitrag zur Kasuistik der Gliome des Pons und der Medulla oblongata. Z. klin. Med. 2, 1884, 282.

Laehr, M.: Über Gehirntumoren nach Kopfverletzungen. Charité Ann. 33, 1898, 768. — Leiser: Ein Beitrag zur operativen Entfernung ... München: J. D. 1887. — Lereboullet, Jean: Les tumeurs du quatrième ventricule. Paris: Baillière et fils. 1932. — Lenhossek: Der feinere Bau des Nervensystems... Berlin 1895. — LESZYNSKY, WILLIAM M.: Report of a case of intracranial tumor resulting from traumatism. J. amer. med. Assoc. 49, 1907, 1361. — LICHTWITZ, L.: Über einen Fall von Sarkom der Dura mater und über dessen Beziehungen zu einem vorangegangenen Trauma. Virchows Arch. 173, 1903. 380. — LIEFMANN, EMIL: Ein Fall von Hirntumor nach Trauma; Operation. Klin. Wschr. 41, 1904, 949. — LINDSAY STEVEN J.: Daily cerebral vomiting of six month duration due to a columnarcelled adenoma of the cerebellum, involving the fourth ventricle. Glasgow med. J. LV, 1901, 404. — LÖWENTHAL, CARL: Über die traumatische Entstehung der Geschwülste. Arch. klin. Chir. 49, 1895, 1, 267. — LUBARSCH: Geschwülste und Unfall. Mschr. Unfallheilk. 19, 1912, 259.

MAAS, H.: Zur Ätiologie der Geschwülste. Klin. Wschr. 1880, 17, 665. — MANN: Tumor der l. Zentralwindungen nach Unfall. Ärztl. Sachverst.ztg. 1902, 480. — MARBURG: Irreführende Lokalsymptome bei Hirntumoren. Wien. med. Wschr. 1912, Nr. 23 und 24. — DERSELBE: Hypertrophie, Hyperplasie und Pseudohypertrophie d. Gehirns. Arb. neur. Inst. Wien 13, 1906, 288. — DERSELBE: Zur Kenntnis der neuro-epithelialen Geschwülste. Ibidem 23, 1921, 192. — DERSELBE: Pathologische Untersuchungen über die Einwirkung der Röntgenstrahlen auf Hirntumore. Ibidem 30, 1928, 171. — DERSELBE: Zur Kenntnis des sogenannten Medulloblastoms. Dtsch. Z. Nervenheilk. 117, 118, 119, 1931, 289. — DERSELBE: Die Tumoren im Bereiche des Cochlear-Vestibularsystems und Kleinhirns. Handb. der Neurologie des Ohres. Berlin-Wien: Urban & Schwarzenberg. 1924, II. — DERSELBE: Die Tumoren des Schläfelappens. Ibidem II, 2. 1929. — DE MARTEL et J. GUILLAUME: Les tumeurs cerebrales. Paris: Doin et Cie. 1931. — MAXIMOW nach PLENK. — MELLER, J., und O. MARBURG: Zur Kenntnis des Wesens der sogenannten CZERMAK-V.-HIPPELSchen Netzhauterkrankung. Z. Augenheilk. 66, 1928, 1. — MENDEL: Der Unfall in der Ätiologie der Nervenkrankheiten. Berlin: Karger. 1908. — MERKEL: Diskussion zu BENEKE. — MERZBACHER, L.: Das reaktive Gliom. — Münch. med. Wschr. 66/II, 1909, 2051. — DERSELBE und UYEDA: Gliastudien. Das reaktive Gliom und die reaktive Gliose. Z. Neur. 1, 1910, 285. — MICHAEL, JOSEF C.: The old Head injury Case. J. amer. med. Assoc. 80, 1923, II, 1047. — MÖRSCH, F. P.: Diffuse Glioma. J. nerv. Dis. 63, 1926, 343. — v. MONAKOW: Gliom und Schädeltrauma. Schweiz. Arch. Neur. 14, 1924, 289. — MOSBACHER, W.: Recklinghausensche Krankheit und Tumor cerebri. Psychiatr.-neur. Wschr. 33, 1931, 411. — MÜLLER, EDUARD: Zur Ätiologie und pathologischen Anatomie der Geschwülste des Stirnhirns. Dtsch. Z. Nervenheilk. 23, 1903, 378.

NEUBÜRGER, K.: Über das Auftreten von Gliomen nach Kriegsschußverletzungen des Gehirns. Münch. med. Wschr. 72, 1925, 508. — NIPPE, MARTIN: Traumatisch entstandenes Gliosarkom mit Lipom des Gehirns. Frank. Z. Path. 11, 1921, 466.

OBERLING, C.: Les tumeurs meningés. Bull. Assoc. franç. Étude Canc. 11, 365, 1922. — OBERSTEINER: Anleitung beim Studium des Baues der nervösen Zentralorgane. V. Auflage. Leipzig und Wien: F. Deuticke. 1922. — OESTERLEN: Hirntumor, Epilepsie und Dienstbeschädigung. Med. Klin. 27, 1931, I, 136. — OLIVECRONA, H., und E. LYSHOLM: Die chirurgische Behandlung der Gehirntumoren. Berlin: Springer. 1927. — DERSELBE: Die parasagittalen Meningiome. Leipzig: Thieme. 1934. — OPPENHEIM: Die Geschwülste des Gehirns. II. Aufl. Wien: Hölder. 1902. — OSLER: Amer. J. med. Sci. 1865 31 (nach OPPENHEIM).

PARKER, H, and J. W. KERNOHAN: The relation of injury and Glioma of the brain. J. amer. med. Assoc. 97, 1931, 535. — PENFIELD WILDER: Neuroglia and pathological Cytology and cellular pathology of the nervous system. Höber, 1932, 422. — PFLEGER, R: Die blastomatöse Form der diffusen Hirnsklerose (Leucencephalopathia-blastomatosa). Jb. Psychiatr. 50, 1933, 142. — MC. PHERSON: Studien über den Bau und die Lokalisation der Gliome. Arb. neur. Inst. Wien, 27, 1925, 123. — PILCHER, L. S.: Ann. surg. 9, 1890, 161. — PLENK, HANS: Perizyten an Kapillaren des Zentralnervensystems. Anat. Anz. 66, 1929, 361. — POLLAK, E.: Studien zur Pathologie der Neuroglia I. Arb. neur. Inst. Wien 22, 1919, 296. — DERSELBE: Studien zur Pathologie der Neuroglia II. Ibidem 34, 1932, 266. — DERSELBE: Diskussionsbemerkung zum Vortrag PLENKS.

RAWLING, L. BATHE: A contribution to the surgery of pituitary region. Brit. J. Surg. 19, 1931/32, 68. — REICH: Kleinhirntumor und Trauma. Ärztl. Mitt. aus Baden. 1878, Nr. 19. — REICHE, F.: Schädeltrauma und Hirngeschwulst. Med. Klin. 17, 1921, I, 443. — REICHARDT, G.: Trauma-Fremdkörper-Hirngeschwulst. Münch. med. Wschr. 75, 1928, 399. — REYNOLDS ERNEST S.: Trauma as a possible cause of brain tumour. Lancet CCV, 1923, II. 13. — RIBBERT: Geschwulstlehre. Bonn: Cohen. 1904. — RICHTER, HUGO: Trauma und Geschwulst. Klin. Wschr. 5, 1926, II, 1617. — RIEHL, G.: Zur Pathologie der sogenannten Endotheliome der Dura mater. Arb. neur. Inst. Wien 27, 1925, 397. — RIZOR: Fall von Hirntumor. Dtsch. med. Wschr. 31, 1905, II, 1779. — RÖSSLE: Zwei Fälle von Gliom auf traumatischer Basis. Münch. med. Wschr. 58, 1911, II. 2530. — ROUSSY-LHERMITTE et CORNIL: Essai de classification des tumeurs cérébrales. Ann. d'Anat. path. I, 1924, 333. — ROUSSI G., J. LHERMITTE et CH. OBERLING: La névroglie et ses reactions pathologiques. Revue neur. 1930, I. 878. — DERSELBE et CHARLES OBERLING: Atlas du cancer. Paris: Alcan. 1931. — DERSELBE, OBERLING und RAILEANU: Les Neuro-spongiomes. Presse méd. 1931, 4. Juli S. A. — RYDBERG, ERIK: Cerebral injury in newborn children consequent of birth trauma. Acta path. scand. scand. (København.), Lewin & Munksgaard, 1932.

SALINGER, F., und F. KALLMANN: Zur Diagnostik und Unfallsbegutachtung der Gehirncysticerkose. Mschr. Psychiatr. 76, 1930, 38. — SAXER: Ependymepithel, Gliome und epitheliale Geschwülste des Zentralnervensystems. Zieglers Beitr. 32, 1912, 276. — SCHAFFER, K.: Bemerkungen zur Histopathologie der Gehirngliome. Mschr. Psychiatr. 65, 1927, 208. — SCHALLER, WALTER F.: Glioma in the fourth ventricle. J. of Neur. 6, 1926, 281. — SCHALTENBRAND J. and P. BAILEY: Die perivaskuläre Pigliamembran des Gehirns. J. Psychol. u. Neur. 35, 1928, 199. — SCHAPER, ALFRED: Zur feineren Anatomie des Kleinhirns der Teleostier. Anat. Anz. 8, 1893, 705. — DERSELBE: Die morphologische und histologische Entwicklung des Kleinhirns der Teleostier. Ibidem 9, 1894, 489. — SCHELLENBERG: Eigenartiger Tumor des Schädeldaches als Folge eines Schädeltraumas. Frankf. Z. Path. 38, 1929, 319. — SCHMIDT, M. B.: Über die Parchionischen Granulationen und ihr Verhältnis zu den Sarkomen und Psammomen der Dura mater. Virch. Arch. 170, 1902, 429. — SCHROEDER, A. H.: La Glio-Arquitectura del cerebro humano. Act. Conf. lat.-amer. Neur. etc. Buenos Aires: Improvente de la Universita. 1929, 1, 260. — SCHUSTER, PAUL: Trauma und Nervenkrankheiten. Lewandowsky: Handb. d. Neur. I. Bd. Berlin: Springer. 1914, 1004. — SHARKEY, S.: Brain disease with hemianopsia. Brit. med. J. 1887, 1105. — SOUTHERLAND AND HOLLAND: Gliom der Brücke. Brit. J. Childr. Dis. 1904. Schmidts Jb. — STARR, ALLEN: Brain tumours in childhood. Med. news 29, 1886. — STERNBERG, K.: Beitrag zur Kenntnis der

sogenannten Geschwülste des N. acusticus. Z. f. Heilk. 21, N. F. 1900, 163.
— Stone: nach Harvey and Burr: Storch: Über die pathologisch-ana-
tomischen Vorgänge am Stützgerüst des Zentralnervensystems. Virchows
Arch. 157, 1899, 127 u. 197. — Ströbe, H.: Über Entstehung und Bau der
Hirngliome. Zieglers Beitr. 1895, 18, 405.

Thiem, C.: Unfall und Invalidenwesen im Jahre 1915/16. Jkurse ärztl.
Fortbildg. 7, 1916, Spt. — Tronconi V.: Contributo allo studio del tessuto
gliale in giovani animali. Riv. Pat. nerv. 42, 1933, 587.

Uhlemann: Gutachten über einen Fall von Gliom des Gehirns...
Mschr. Unfallheilk. 7, 1900, 169.

Veraguth: Über die Beziehungen zwischen Trauma und einigen Nervenkrankheiten. Dtsch. Z. Nervenheilk. 124, 1932, 1—5, und Arch. f. Neurol.
u. Psych. 29, 1932, 153. — Verocai: Zur Kenntnis der Neurofibrome.
Zieglers Beitr. 48, 1910, 1. — Virchow: Die krankhaften Geschwülste.
Berlin 1863/64. — Volland: Über traumatische Gliomentstehung. Münch.
med. Wschr. 72, 1925, 1544. — Vogt, H., und M. Astwazaturow: Über angeborene Kleinhirnerkrankungen. Arch. f. Psychiatr. 49, 1912, 75.

Watanabe, Masao: Über die epitheloiden Histiozyten nach Hamazaki.
I. Abt. Zur Histologie der Zerebrospinalmeningen. Arb. med. Univ. Okayama.
4, 1934, 26. — Weygandt, W.: Unfall und Kleinhirnbrückengeschwülste.
Mschr. Psychiatr. 31, 1912, 305. — Wilson, S. A., Kinnier: Role of trauma
in the etiology of organic and functional nervous diseases. J. amer. med.
Assoc. 81, 1923, 2172. — Wisbaum, K.: Über epitheliale Wandbekleidung in
Gliomzysten. Virchows Arch. 247, 1923, 623. — Wörth, Ernst: Gliom und
Unfallsfolge. Mschr. Unfallheilk. 30, 1923, 170.

Ziehen, Th.: Zentralnervensystem. 2. Abt. IV. Jena: Fischer. 1934. —
Zimmermann: Der feinere Bau der Blutkapillaren. Z. Anat. 68, 1923.